UWE MOORAHREND (HRSG.)

Kontroverses zum HWS-Schleudertrauma

- **Unfallmechanik**
- **Erstdiagnose**
- **Neuroradiologie**
- **Physikalische Therapie**
- **OP-Indikation**

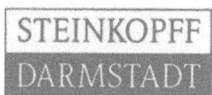
STEINKOPFF
DARMSTADT

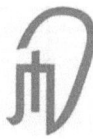

Dr. med. UWE MOORAHREND
Fachklinik Enzensberg
Höhenstraße 56, 87629 Hopfen am See

Bibliografische Information Der Deutschen Bibliothek
Die Deutsche Bibliothek verzeichnet diese Publikation in der Deutschen Nationalbiblio-
grafie; detaillierte bibliografische Daten sind im Internet über <http://dnb.ddb.de> ab-
rufbar.

ISBN 978-3-7985-1383-9   ISBN 978-3-642-57393-4 (eBook)
DOI 10.1007/978-3-642-57393-4

© Springer-Verlag Berlin Heidelberg 2003
  Originally published by Steinkopff Verlag Darmstadt in 2003

Umschlaggestaltung: Erich Kirchner, Heidelberg

SPIN 10861301   105/7231-5 4 3 2 1 0 – Gedruckt auf säurefreiem Papier

Vorwort

Im Jahre 1995 waren es Spitzer und Mitarbeiter, die so genannte „Quebec Task Force", die systematisch die bisherige Literatur
zum HWS-Schleudertrauma aufgearbeitet haben. Nur wenige
Arbeiten, ungefähr 4%, erfüllen die zur methodischen Absiche-
rung dieses Verletzungs-/Störungsbildes geforderten wissenschaftlichen Qualitätskriterien.

Gerade weil so wenig zur Pathologie dieses Störungsbildes
bekannt ist, verwundert es um so mehr, dass man sich bereits
mit Schleudertrauma assoziierten Störungen auseinandersetzt.
Sollte nicht nach wie vor der Grundsatz gelten: „Erst eine siche-
re Diagnose mit geeigneten diagnostischen Kriterien ermöglicht
eine zielgerichtete Therapie"? In der Vergangenheit hat sich die
Medizin in der Behandlung dieses Beschwerdebildes auf allgemeine Erfahrungsgrundsätze beschränkt, nämlich Ruhigstellung mit Cervicalkrawatte und Gabe von Analgetika. Nun belegen jüngere Studien, dass auch die Cervicalkrawatte bei zu lan-
ger Tragedauer zu Chronifizierungsphänomenen beitragen
kann. Was bleibt dann noch im Rahmen der weiterführenden
Diagnostik und Therapie?!

Deshalb wurde bekannten Vertretern konträrer Meinungen
zur Unfallmechanik, zu Diagnostik und Neuroradiologie sowie
zu konservativer bzw. operativer Therapie ein Fragenkatalog
mit der Bitte um Stellungnahme vorgelegt. Im nächsten Schritt
wurden diese Stellungnahmen von einer fachkundigen, ge-
mischt besetzten Jury zusammengefasst, kommentiert und be-
wertet. Diese Jurorengruppe setzte sich aus Medizinern, Juristen, Diplomingenieuren/Kfz-Sachverständigen, Physiotherapeuten und Betroffenen (ehemals Verletzten) zusammen. Sämtliche
Juroren sind schwerpunktmäßig mit der Thematik auf ihren
Gebieten befasst. Bei den Betroffenen (Laien) waren durchwegs
lange Chronifizierungsverläufe vorhanden, teilweise endeten sie
in operativen Interventionen an der Halswirbelsäule. Die Zusammensetzung der Jurorengruppe war durch einen Zufalls-
generator bestimmt worden und wechselte von Thema zu Thema. Es gab Antworten und Stellungnahmen, zu denen keine
übereinstimmende Meinungsbekundung zustande kam. Diese

sollten die Wissenschaftler der einzelnen Fachrichtungen in nächster Zukunft vorrangig interessieren, dazu gehören Fragen wie: „Sollte bei Darstellung von Bandstrukturen (Ligamenta alaria) die Feldstärke des Magneten in der Tomographie 1,5 Tesla und die Schichtdicke maximal 2 mm betragen?"

In diesem Sinne soll das Buch ein *Richtungsweiser für die weiterführende, verfeinernde Diagnostik und Forschung* sein, welche Problemstellungen dringlicher wissenschaftlicher Aufarbeitung bedürfen.

Abschließend eine Anmerkung zu der Frage einiger Leser, warum Laien (Betroffene / Unfallverletzte) in der Jurorengruppe mitwirkten: Wissenschaftliche Meinungsbildungen, die noch nicht evidenzbasierten Ansprüchen genügen, sind nur dann von Interesse und Belang, wenn alle am Prozess Betroffenen gehört werden und ihr Votum abgeben. Damit erhält eine solche Antwort einen evidenzbasierten Stellenwert.

Den Autoren herzlichen Dank für die gute kooperative Zusammenarbeit bei der Aufdeckung der einzelnen Problemfelder ihres „Spezialgebietes".

Hopfen am See, im November 2002   UWE MOORAHREND

Inhaltsverzeichnis

Autorenverzeichnis

Dr. med. MARKUS ARAND
Unfallchirurgische Klinik im
Universitätsklinikum Ulm
Steinhövelstraße 9, 89075 Ulm

Dr. med. ANDREAS BADKE
Abteilung für Querschnitt-
gelähmte, Orthopädie und
Rehabilitationsmedizin der
Berufsgenossenschaftlichen
Unfallklinik
Schnarrenbergstraße 95,
72076 Tübingen

Dipl.-Ing. MANFRED BECKE
Ingenieurbüro
Schimmelpfennig + Becke
Münsterstraße 101, 48155 Münster

HARRY BELZL
Berufsgenossenschaftliche
Unfallklinik
Schnarrenbergstraße 95,
72076 Tübingen

Dipl.-Ing. ANTON BRUNNER
Winterthur-Versicherung
General-Guisan-Str. 40,
CH-8401 Winterthur

Prof. Dr. med.
WILLIAM H. M. CASTRO
Orthopädisches Forschungsinstitut
(OFI)
Düsseldorf – Hamburg – Münster
Hafenstraße 3–5, 48153 Münster

Dr. med. habil.
HARTMUT FRIEDBURG
Facharzt für Radiologie
Zeppelinstraße 2, 76185 Karlsruhe

Dr. med. PETER W. GAIDZIK
Institut für fachübergreifende
Begutachtung in der Medizin
Adelword 9,
48161 Münster

Dr. med. MICHAEL GRAF
Facharzt für Physikalische und
Rehabilitative Medizin
Gartenfeldstraße 6, 54295 Trier

Prof. Dr. med.
TONI GRAF-BAUMANN
Dt. Gesellschaft für Manuelle
Medizin e.V.
Schillerstraße 14, 79331 Teningen

MICHAEL FREIHERR VON HADELN
Allianz Versicherungs-AG
Königinstraße 28, 80802 München

Dr. med. ERICH HARTWIG
Unfallchirurgische Klinik im
Universitätsklinikum Ulm
Steinhövelstraße 9, 89075 Ulm

Dr. med. WOLFRAM HELL
Institut für Fahrzeugsicherheit
Leopoldstraße 20, 80802 München

Dr. med. MICHAEL KRAMER
Unfallchirurgische Klinik im
Universitätsklinikum Ulm
Steinhövelstraße 9, 89075 Ulm

HELMUT KRUMBHOLZ
Vorsitzender Richter am
Landgericht München I
Leubachplatz 7,
80335 München

Rechtsanwalt PAUL KUHN
ADAC e.V., Juristische Zentrale,
Schaden-/Versicherungsrecht
Am Westpark 8, 81373 München

Prof. Dr. med. RAINER MATTERN
Institut für Rechts- und
Verkehrsmedizin der
Universitätsklinik Heidelberg
Voßstraße 2, 69115 Heidelberg

Dr. med. ABBAS MONTAZEM
Facharzt für Neurochirurgie
Söflinger Straße 174, 89077 Ulm

Dr. med. UWE MOORAHREND
Fachklinik Enzensberg
Höhenstraße 56
87629 Hopfen am See

Priv.-Doz. Dr. med.
REINHARD TOMCZAK
Klinik für Radiologie und
Nuklearmedizin
Klinikum am Plattenwald
Postfach 1110
74173 Bad Friedrichshall

Dr. med. ECKHARD VOLLE
Zentrum für
funktionelle Kernspin-
tomographie
Sendlinger Straße 7
80331 München

1 Biomechanische Bedingungen

Einleitung

In den letzten Jahren haben Aussagen unfallmechanischer Gutachten immer mehr Gewicht erhalten. Durch technische Details, Gegenüberstellung der unfallbeteiligten Fahrzeuge, lässt sich nach Ermittlung der Stoßrichtung, der Fahrzeuggewichte, aus der äußeren Deformation der Fahrzeuge auf die in das gestoßene Fahrzeug eingeleitete Kraft rückschließen. Über diese Berechnungen hat sich ein kritischer Wert ermitteln lassen, das so genannte $\Delta V = 10$ km/h, der zwischenzeitlich gehäuft als Harmlosigkeitsgrenze definiert und benannt wird. 2001 haben Fallenberg und Castro bei einer Mehrfachanalyse eines Unfallereignisses durch unterschiedliche unfalltechnische Institute gefunden, dass die Abweichung solcher Ergebnisse mehr als 30% ausmacht. Es stellt sich mithin die Frage: Ist es berechtigt, solche Gutachten zur Grundlage von Rechtsentscheidungen bei leichten HWS-Distorsionen zu machen und Schlussfolgerungen solcher Ergebnisse herzunehmen, um eine Harmlosigkeitsgrenze zu definieren?

Thesen zur Rolle der Biomechanik bei der Begutachtung von HWS-Beschwerden nach Unfällen

R. Mattern versus W. H. M. Castro

■ These I (R. Mattern)

Es gibt kein aus der Kollisionsdynamik der beteiligten Fahrzeuge ableitbares Kriterium, das bei leichten Kollisionen (z.B. bis ΔV 20 km/h oder Verzögerungswerten bis 10 g) geeignet ist, die Frage zu klären, ob ein Unfallbeteiligter als Folge des Unfalls Beschwerden an der Halswirbelsäule oder von ihr ausgehende Beschwerden entwickelt hat.

Begründung: Die in der Regel nicht mit bildgebenden Verfahren objektivierten (oft auch nicht objektivierbaren) Beschwerden können auch ohne Unfall auftreten, etwa unter der Belastung des „täglichen Lebens", statisch oder dynamisch. Deshalb kann jede über die Belastung des täglichen Lebens hinausgehende Belastung kausal sein. Im Einzelfall lässt sich diese Kausalität nicht beweisen oder widerlegen.

Fahrzeugkinematische Kriterien sind nicht repräsentativ für traumatomechanisch relevante kinematische Belastungsgrößen an den Strukturen, deren Schädigung zu Beschwerden führen kann: Es existieren bisher keine validen Rechenverfahren zur Quantifizierung von Belastungen (Zug, Druck, Scherung, Torsion), etwa an einzelnen Gelenkfacetten, an Gelenkkapseln, Gelenkmenisken, am Faserring der Bandscheibe, an Spinalästen der Vertebralarterien oder Vertebralvenen, an den Spinalnerven und ihren Seitenästen, an der autochtonen Wirbelsäulenmuskulatur oder an Muskelspindeln und Dehnungsrezeptoren.

Es existieren keine wissenschaftlichen Versuche zu den Belastungsgrenzwerten der unter I.2 beispielhaft aufgeführten Strukturen.

▦ Gegenthese I (W. H. M. Castro)

Zunächst sollen einige allgemeine Aspekte geklärt werden. Dazu sei Folgendes angemerkt:

> Eine Verletzung kann unter Berücksichtigung orthopädisch-traumatologischer Grundsätze nur dann auftreten, wenn ein Missverhältnis zwischen einwirkender Belastung und der Belastbarkeit besteht.

Wenn z. B. jemand einen Unterschenkel streichelt, ist dieses Streicheln eine sehr geringe Belastung. Die Belastbarkeit eines normalen Unterschenkels kann dieses Streicheln ohne weiteres tolerieren, ohne dass es zu einer Verletzung kommt. Würde man jedoch gegen einen Unterschenkel treten, wäre die einwirkende Belastung so hoch, dass die Belastbarkeitsgrenze überschritten werden und eine Fraktur auftreten kann. Das Gleiche trifft für die Halswirbelsäule zu. Wenn aus gutachterlichen Zwecken die Frage gestellt werden würde, ob ein bestimmter Verkehrsunfall zu einem so genannten „HWS-Schleudertrauma" (damit ist ein Beschwerdebild gemeint, das insbesondere aus Nackenschmerzen besteht, wobei objektive Verletzungszeichen nicht festgestellt werden können) führen konnte, müsste dementsprechend auch geklärt werden, ob die einwirkende biomechanische Belastung auf die Halswirbelsäule des Betroffenen höher war als die Belastbarkeitsgrenze der Halswirbelsäule des Betroffenen. Die Ermittlung der Belastung obliegt einem technischen Sachverständigen. Die Abschätzung der Belastbarkeit ist Aufgabe eines Orthopäden bzw. Traumatologen. Durch ein interdisziplinäres Zusammenwirken des Ingenieurs und des Orthopäden/Traumatologen kann dann letztendlich mit einem bestimmten Maß an Wahrscheinlichkeit definiert werden, ob ein so genanntes „HWS-Schleudertrauma" aufgetreten sein kann. Von Rechts wegen wird laut § 286 und § 287 ZPO ein bestimmtes Maß an Wahrscheinlichkeit gefordert, um festzustellen, ob z. B. ein so genanntes „HWS-Schleudertrauma" aufgrund eines Unfallereignisses hat auftreten können. Ein technischer Sachverständiger kann zu einer Verletzung im Bereich der Halswirbelsäule nicht Stellung nehmen, da er in der Abschätzung der Belastbarkeit des Betroffenen bzw. von Verletzungen nicht geschult ist. Andererseits sollte ein Orthopäde/Traumatologe es unterlassen, die einwirkende Belastung anhand von Schadensbildern von bei dem Unfall betroffenen Pkw's einzuschätzen.

Es sollte immer berücksichtigt werden, ob ein Arzt als Therapeut oder als Sachverständiger tätig wird.

Wird ein Arzt als Therapeut tätig, interessieren ihn Kollisionsdynamik und Belastungswerte in der Regel weniger, als wenn es sich um die Tätigkeit des gleichen Arztes handelt, jedoch in seiner Funktion als Sachverständiger. Als Therapeut muss er dem Betroffenen glauben und, wenn erforderlich, geeignete therapeutische Maßnahmen durchführen bzw. verordnen. Als Sachverständiger steht er neutral zwischen den Parteien; ob er dem Betroffenen glaubt, spielt dabei zuerst einmal keine Rolle.

Als Maß der biomechanischen Insassenbelastung, hat sich laut Meyer und Mitarbeiter (1994) die so genannte kollisionsbedingte Geschwindigkeitsänderung durchgesetzt.

Im Rahmen einer interdisziplinären Begutachtung (mit verkehrstechnischer Analyse und anschließender medizinischer Beurteilung) muss der medizinische Gutachter berücksichtigen/kontrollieren, ob der technische Sachverständige die Belastungswerte lediglich mit Computerprogrammen ermittelt hat oder ob der zu beurteilende Unfallschaden mit dem von Fahrzeugen nach Crashversuchen, also mit objektiv gemessenen Belastungen, verglichen wurde. Eine Studie (Fallenberg und Castro, 2001) zeigt, dass die Übereinstimmung zur Errechnung von Belastungswerten zwischen technischen Sachverständigen einiges zu wünschen übrig lässt, da große Diskrepanzen bei der Berechnung der Belastungen auftraten.

Zusammenfassend gibt es aus der Kollisionsdynamik Kriterien, die definieren, welcher Belastung eine Person bei einem Unfall ausgesetzt war. Hat sich der Mediziner über die Belastbarkeit der betroffenen Personen zum Zeitpunkt des Unfalles eine Meinung geschaffen, kann er im Rahmen eines Gutachtens zur Wahrscheinlichkeit für das Auftreten einer Verletzung Stellung nehmen, so dass er letztendlich als Sachverständiger das erfüllen kann, was unter Berücksichtigung des § 286 und § 287 ZPO von Rechts wegen verlangt wird.

▪ These II (R. Mattern)

Unfallmechanische Gutachten helfen aus den vorgenannten Gründen bei der Beurteilung leichter Unfälle nicht weiter; sie täuschen manchmal Erkenntnisgrundlagen vor, die nicht existieren und tragen in einer unbekannten Zahl von Fällen zu versicherungsrechtlichen oder haftungsrechtlichen Fehlentscheidungen bei.

Auch medizinische Gutachten zeichnen sich nicht selten durch undiszipliniertes Denken (Bleuler) aus und entscheiden mit fadenscheinigen Wahrscheinlichkeitsargumenten oder Plausibilitätsabwägungen, ohne die Erkenntnisgrenzen herauszustellen. Auf diese Weise können sie - ebenso wie die unfallmechanischen Gutachten - zu Fehlentscheidungen beitragen.

Begründung: Die wesentlichen Gründe der Untauglichkeit unfallmechanischer Gutachten sind bereits in These I genannt. Soweit in unfallmechanischen Gutachten Beschwerden mit dem Hinweis auf Harmlosigkeitsgrenzen ausgeschlossen werden, handelt es sich immer um nicht belegbare Aussagen. Selbst wenn die Rechtsprechung sich dazu entschlösse, Harmlosigkeitgrenzen normativ festzulegen, hätte der Gutachter immer die Pflicht, darauf hinzuweisen, dass sich Einzelfälle nicht an normativen Forderungen halten, die Gutachter hätten die Begründungspflicht, wenn sie dennoch zu einer Entscheidung kämen.

In ärztlichen Gutachten - die deshalb ebenfalls unbrauchbar sind - werden Hypothesen (Theorien) und Erfahrungswerte mit Fakten verwechselt, Vorurteile werden häufig einseitig argumentativ gestützt und gegenteilige Erfahrungen ausgeklammert. Es wird nicht geprüft, ob die Erfahrungen den Einzelfall inkludieren. Dies gilt auch für „Glaubwürdigkeitserwägungen", wenn die Betroffenen inkonstante Aussagen zur Beschwerderezeption machen, die - wie dann fälschlicherweise angenommen wird - der Erfahrung (wie repräsentativ ist diese?) widersprechen. Gleiches gilt für Verlaufsbeurteilungen und prognostische Abschätzungen der Beschwerdedauer sowie für apodiktische Aussagen, ab einem bestimmten Zeitpunkt handele es sich nicht mehr um Unfallfolgen, sondern um unfallunabhängige Entwicklungen.

▪ Gegenthese II (W. H. M. CASTRO)

Es sei zunächst auf die Gegenthese I verwiesen und nochmals festgehalten, dass insbesondere dann, wenn Schadensbilder von den Unfall involvierten Fahrzeugen vorliegen, technische Sachverständige relativ gut die biomechanische Belastung im Sinne einer kollisionsbedingten Geschwindigkeitsänderung angeben können, vor allem, wenn sie Vergleichsschadensbilder von Fahrzeugen aus Crashversuchen heranziehen. Außerdem geben technische Sachverständige oft Streubreiten an (z. B. kollisionsbedingte Geschwindigkeitsänderung zwischen 7 und 11 km/h), so dass darauf aufbauend der medizinische Sachverständige sowohl für die untere als auch für die obere Belastungsgrenze eine Stellungnahme abgeben kann.

Fordert man von den technischen Sachverständigen eine gewisse Qualitätskontrolle, dann gilt das natürlich auch für den medizinischen Sachverständigen. Dabei sollte der medizinische Sachverständige auch in der Lage sein, sich einigermaßen mit den technischen Details auseinander zu setzen, ohne dass er in die Rolle des technischen Sachverständigen schlüpft. Somit kann meist vermieden werden, dass lediglich Vermutungen statt Fakten diskutiert werden.

■ These III (R. Mattern)

Die Forschung wird in absehbarer Zeit keine zuverlässigen Kriterien erarbeiten können, die – kollisionsdynamisch oder klinisch-diagnostisch – zur sicheren Beurteilung der Kausalität zwischen unfalldynamischer Belastung und Beschwerden taugen.

Begründung: Wie unter I bereits dargestellt, können auch geringste Belastungen Beschwerden auslösen, die lange persistieren, sei es aus psychischen Gründen, iatrogen oder aufgrund von Fehlbelastungen im Alltag.

Die Komplexität der Strukturen der Halswirbelsäule und ihre Interaktion mit der Peripherie und dem zentralen Nervensystem ist so groß und ihre individuelle Variabilität so vielfältig, dass die Besonderheiten des Einzelfalls durch experimentelle Ansätze nie eingeschlossen sein können.

■ Gegenthese III (W. H. M. Castro)

Es ist richtig, dass geringste Belastungen Beschwerden auslösen können. Es gibt sogar Untersuchungen (Castro und Mitarbeiter, 2001), die nachweisen, dass Testpersonen selbst ohne relevant einwirkende biomechanische Belastung Beschwerden ähnlich wie bei einem „HWS-Schleudertrauma" entwickeln können. Dennoch gilt für den Orthopäden/Traumatologen der Grundsatz: Das Verhältnis zwischen Belastung und Belastbarkeit ist entscheidend. Aufgrund der Tatsache, dass keine relevante biomechanische Insassenbelastung erzeugt wurde, kann es auch nicht zu einer strukturellen, morphologischen Verletzung im Bereich der HWS gekommen sein. Solche Beschwerden sind ggf. als psychische Reaktionen zu werten. Ob solche psychischen Reaktionen immer als Unfallfolge diskutiert werden können, entzieht sich der Beurteilung eines Orthopäden/Traumatologen. Dieses sollte von einem mit Verkehrsunfallfolgen vertrauten Psychologen geklärt werden. Nicht jeder Schmerz, der zeitnah mit dem Unfall auftritt und dem keine objektivierbaren morphologischen Substrate zugeordnet werden können, ist automatisch als *unfallbedingt* „psychisch" zu begründen.

■ These IV (R. Mattern)

Die gutachterliche Aporie – die von vielen Gutachtern allerdings mit Pseudowissen überspielt wird – ist für das Haftungsrecht unschädlich; das Versicherungsrecht erwartet von seinen Gutachtern Entscheidungen, bei denen verallgemeinernde Pauschalaussagen in medizinischen oder unfalldynamischen Gutachten vertretbar erscheinen.

Begründung: Im Haftpflichtrecht wird nach der Beweislast entschieden. Wenn der Gutachter bekennt, dass er die Kausalität nicht klären kann und auch keine Wahrscheinlichkeitsaussage dazu machen kann, entscheidet der Richter nach Beweislast und seinen Glaubwürdigkeitskriterien, von denen der medizinische und unfallanalytische Gutachter in der Regel nichts versteht. Wenn Arzt oder unfallanalytischer Gutachter sich entscheiden, ohne die Entscheidung wissenschaftlich begründen zu können, entmündigen sie den Richter.

Im Versicherungsgutachten sind Entscheidungen auch dann erwünscht, wenn sie streng wissenschaftlich nicht bis ins Letzte begründet werden können. Deshalb ist bei der Vielzahl der Fälle nachvollziehbar, dass manchen Gutachtern die Sensibilität für ihre Erkenntnisgrenzen verloren gegangen ist. Die Chance des Betroffenen, der sich falsch beurteilt fühlt, besteht darin, den Rechtsweg zu beschreiten, in dem die Regeln gemäß IV gelten.

■ Gegenthese IV (W. H. M. Castro)

Auch hier wird auf die Gegenthese I verwiesen. Ein medizinischer Gutachter kann ohne weiteres zur Kausalität Stellung nehmen, insbesondere wenn man berücksichtigt, dass von Rechts wegen keine 100%igen Sicherheiten gefordert werden, sondern nur Wahrscheinlichkeitsbetrachtungen (siehe § 286 und § 287 ZPO). Somit kann ein interdisziplinäres Gutachten ohne Zweifel eine große Hilfe bei der richterlichen Entscheidungsfindung sein und der Richter sieht sich nicht vor das Problem gestellt, ausschließlich nach Beweislast und Glaubwürdigkeitskriterien entscheiden zu müssen. Dabei ist jeder Fall als Einzelfall zu betrachten und man sollte sich immer vergegenwärtigen, dass die Frage, ob hinter einer Tür ein „schwarzes" oder „weißes" Schaf steht, wohl ausnahmslos zugunsten des „weißen" Schafes beantwortet würde, wenn bekannt wäre, dass hinter der Tür nur eines der hundert Schafe „schwarz" ist. Da beim so genannten „HWS-Schleudertrauma" in der Regel keine sicher objektivierbaren, morphologischen Veränderungen nachweisbar sind, bedarf es der Vorgehensweise, wie sie unter Gegenthese I beschrieben wurde, so dass anschließend eine Wahrscheinlichkeitsbetrachtung (entsprechend den juristischen Anforderungen) durchgeführt werden kann.

Zusammensetzung des Expertenteams

Becke, Dipl.-Ing. Manfred, Kfz-Technik und Straßenverkehrsunfälle, Ingenieurbüro Schimmelpfennig und Becke, Münsterstraße 101, 48155 Münster

Brunner, Dipl.-Ing. Anton, Leiter Unfallforschung, Winterthur Versicherungen, Generaldirektion, General-Guisan-Straße 40, CH-8401 Winterthur

CASTRO, Prof. Dr. med. William H. M., Facharzt für Orthopädie, Leitender Arzt des Orthopädischen Forschungsinstitutes, Hafenstraße 3–5, 48153 Münster

MATTERN, Prof. Dr. med. Rainer, Geschäftsführender Direktor des Instituts für Rechtsmedizin und Verkehrsmedizin, Universitätsklinikum Heidelberg, Voßstraße 2, 69115 Heidelberg

Katalog der kontrovers diskutierten Fragen

1. Sind Sie für den Begriff „Harmlosigkeitsgrenze"?
2. Denken Sie, dass bei einem ΔV <11 km/h das Auftreten einer physischen Verletzung bei einer Heckkollision im Pkw im Allgemeinen ausgeschlossen werden kann?
3. Denken Sie, dass Befindlichkeitsstörungen ohne biomechanische Belastung hervorgerufen werden können?
4. Glauben Sie, dass strukturelle Verletzungen ohne biomechanische Belastung hervorgerufen werden können?
5. Glauben Sie, dass die Kollisionsdauer für die biomechanische Belastung ausschlaggebend ist?
6. Können Sie Ihre medizinische Beurteilung sicherer formulieren, wenn ein NIC-Wert ermittelt wurde?
7. Denken Sie, dass die technischen Sachverständigen ausreichend Vergleichsversuche heranziehen?
8. Lässt sich fehlendes Informationsmaterial zur Schadenhöhe eines Fahrzeuges dadurch kompensieren, dass das Unfallgeschehen in einem Crashversuch nachgestellt wird?
9. Sollte die Qualitätssicherung technischer Gutachten dahingehend gesteigert werden, dass grundsätzlich die zur Abschätzung der EES-Werte herangezogenen Vergleichsversuche offengelegt werden?
10. Sollte von dem technischen Sachverständigen gefordert werden, dass er grundsätzlich die herangezogenen Vergleichsversuche offenlegt bzw. darauf hinweisen muss, dass ihm derartiges Material bei Bestimmung der ΔV nicht vorlag?

Beantwortung der einzelnen Fragen mit Antwortenwichtung

Zu 1) *Sind Sie für den Begriff „Harmlosigkeitsgrenze"?*
Der Begriff „Harmlosigkeitsgrenze" sollte verworfen werden, weil er die individuellen Gegebenheiten der Betroffenen (intern: anatomisch/ pathophysiologisch bzw. externe Bedingungen) unberücksichtigt lässt. (79%, deutliche Konsenswichtung).

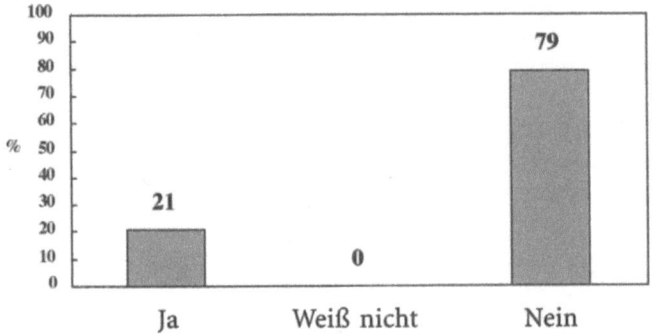

Zu 2) *Denken Sie, dass bei einem ΔV <11 km/h das Auftreten einer physischen Verletzung bei einer Heckkollision im Pkw im Allgemeinen ausgeschlossen werden kann?*
Bei einem ΔV <11 km/h ist das Auftreten einer physischen Verletzung bei Heckkollision im Pkw im Allgemeinen auszuschließen (49%, keine Konsenswichtung).

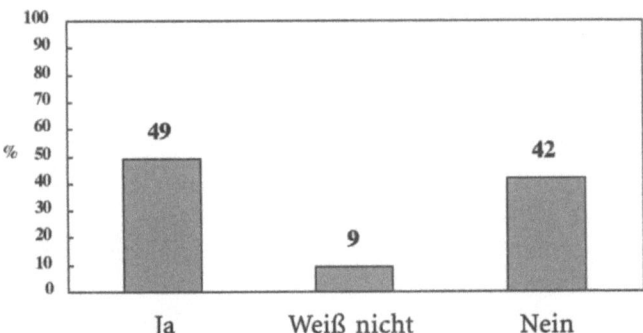

Zu 3) *Denken Sie, dass Befindlichkeitsstörungen ohne biomechanische Be-*
lastung hervorgerufen werden können?
Befindlichkeitsstörungen können auch ohne realistische biomechanische Belastung nach Heckkollision hervorgerufen werden (94%,
starke Konsenswichtung).

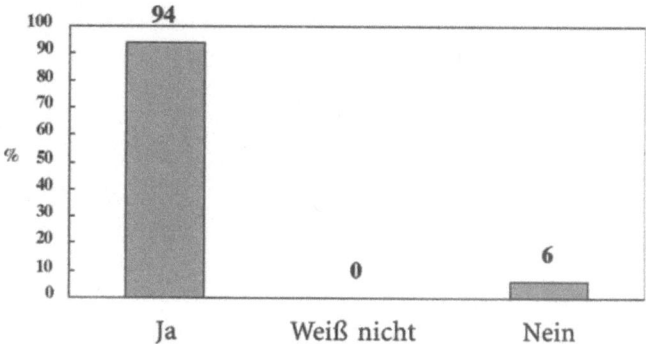

Zu 4) *Glauben Sie, dass strukturelle Verletzungen ohne biomechanische Be-*
lastung hervorgerufen werden können?
Strukturelle Verletzungen ohne biomechanische Belastung (Kraftein-
wirkung von außen) sind nicht vorstellbar (Grundsatz der Medizin/
Pathophysiologie der Gewebsverletzungen) (70%, deutliche Konsenswichtung).

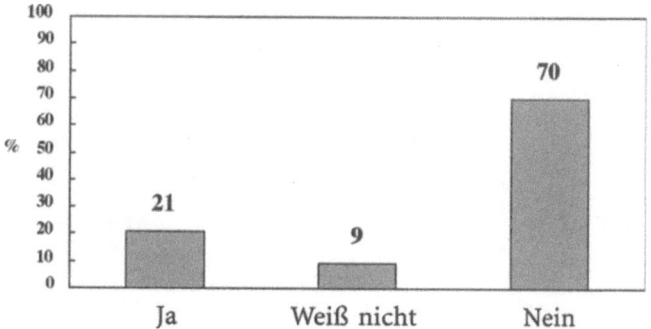

Zu 5) *Glauben Sie, dass die Kollisionsdauer für die biomechanische Belastung ausschlaggebend ist?*
Die Zeitspanne der Fahrzeugberührung (Kollisionsdauer) ist für die biomechanische Belastung der Insassen ausschlaggebend (81%, starke Konsenswichtung).

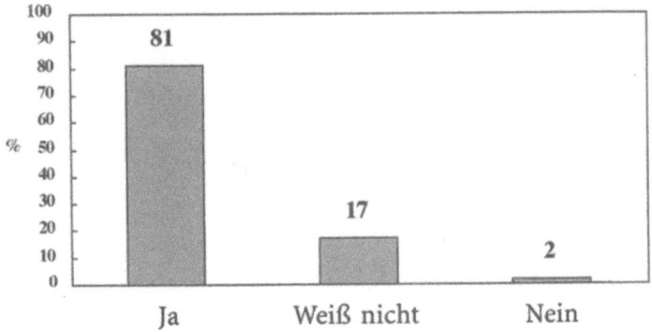

Zu 6) *Können Sie Ihre medizinische Beurteilung sicherer formulieren, wenn ein NIC-Wert ermittelt wurde?*
Medizinische Beurteilungen/Begutachtungen können auch bei Vorliegen eines Nic-Wertes (neck injury criteria) nicht sicherer abgefasst werden, weil die wenigsten medizinischen Gutachter Erkenntnisse über die Ermittlung solcher NIC-Werte und deren Übertragung auf den zu bewertenden Fall besitzen (82%, starke Konsenswichtung).

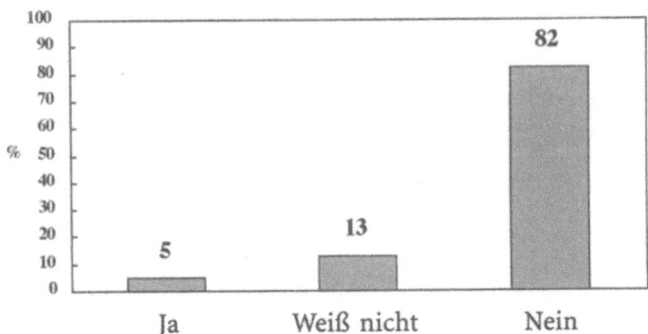

Zu 7) *Denken Sie, dass die technischen Sachverständigen ausreichend Vergleichsversuche heranziehen?*
Nach heutigem Wissensstand ziehen technische Sachverständige zumeist nicht in ausreichendem Maße Vergleichsversuche zur Bewertung eines speziellen Falles heran, trotzdem stellen derartige Versuchsergebnisse eine deutliche Qualitätsverbesserung der technischen Aussagen dar und sind daher auch zu fordern (79%, starke Konsenswichtung).

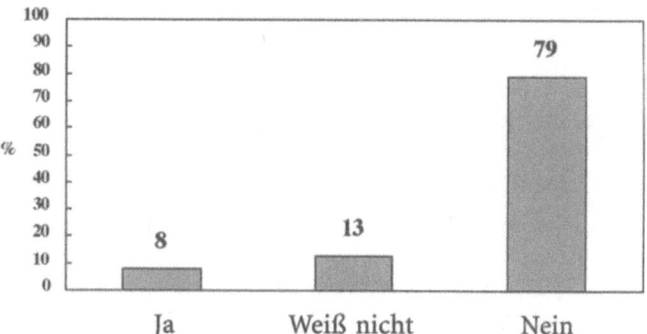

Zu 8) *Lässt sich fehlendes Informationsmaterial zur Schadenhöhe eines Fahrzeuges dadurch kompensieren, dass das Unfallgeschehen in einem Crashversuch nachgestellt wird?*
Fehlendes Informationsmaterial zur Schadenshöhe eines Fahrzeuges läßt sich dadurch kompensieren, dass das Unfallgeschehen in einem Crashversuch nachgestellt wird (54%, schwache Konsenswichtung).

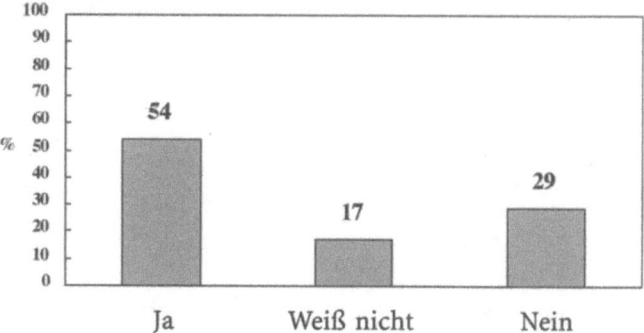

Zu 9) *Sollte die Qualitätssicherung technischer Gutachten dahingehend gesteigert werden, dass grundsätzlich die zur Abschätzung der EES-Werte herangezogenen Vergleichsversuche offengelegt werden?*

Die Qualitätssicherung technischer Gutachten ist dahingehend zu steigern, dass grundsätzlich die zur Abschätzung der EES-Werte herangezogenen Vergleichsversuche offengelegt werden (54%, schwache Konsenswichtung).

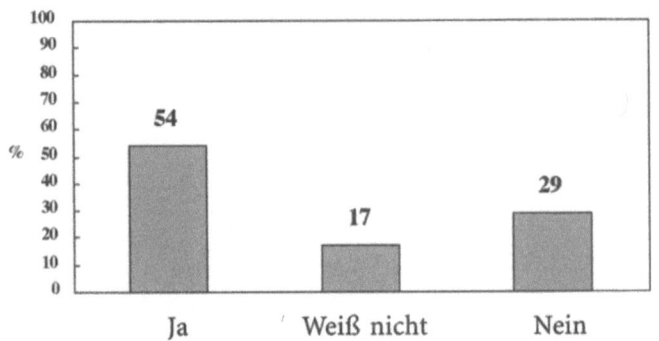

Zu 10) *Sollte von dem technischen Sachverständigen gefordert werden, dass er grundsätzlich die herangezogenen Vergleichsversuche offenlegt bzw. darauf hinweisen muss, dass ihm derartiges Material bei Bestimmung der ΔV nicht vorlag?*

Von dem technischen Sachverständigen ist zu fordern, dass er grundsätzlich die herangezogenen Vergleichsversuche offenlegt bzw. darauf hinweisen muss, dass ihm derartiges Material bei Bestimmung der Differenzgeschwindigkeit (ΔV) nicht vorlag (97%, starke Konsenswichtung).

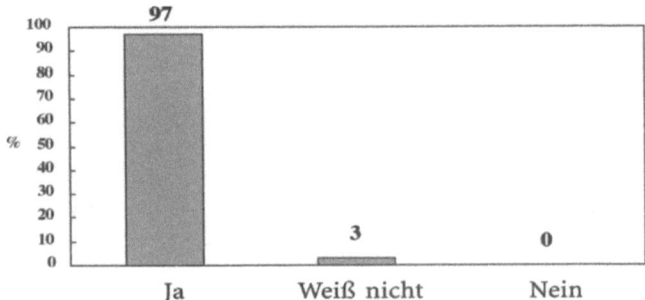

Zusammensetzung der Konsensusgruppe

66% Mediziner
 3% Techniker
28% Juristen, Versicherungsfachleute
 3% Physiotherapeuten
 0% Laien

2 Der Stellenwert der Diagnostik beim ersten Arztkontakt

Problemstellung

Die diagnostische Unsicherheit nach erlittener HWS-Distorsion ist Ausdruck fehlender wissenschaftlicher Grundlagen. Daraus resultieren Diagnostik und (Therapie-)Empfehlungen, die größtenteils die Differenzierung zwischen einer funktionellen Störung und einer strukturellen Läsion ignorieren.

Unabdingbare Voraussetzung für eine effiziente Diagnostik sind
- anatomische und neurophysiologische Kenntnisse der Region,
- Kenntnisse in der Pathophysiologie der Region und
- Erfahrungen in der Funktionsdiagnostik.

Wie kann dieses Defizit am sinnvollsten beseitigt werden? Bedarf es einer besseren (härteren) Dokumentation von Erstbefunden oder sind speziell manualmedizinisch geschulte Ärzte der richtige Weg?

Erfassung und Dokumentation von Erstbefunden

W. HELL

Die wegweisende Arbeit der Quebec Task Force (Spitzer et al. SPINE April 1995) zeigt auf, dass die Initialdiagnostik und Dokumentation von HWS-Distorsionsverletzungen insuffizient ist. Als größtes Problem werden die unterschiedlichen Definitionen dieser Verletzungsart gesehen. Eine Literaturanalyse von 10 000 Publikationen zeigt, dass nur 400 einer kritischen Betrachtung hinsichtlich Verletzungsdefinition und Vergleichbarkeit standhalten. Ein ähnliches Problem besteht auch in Europa und damit in Deutschland; hier sind sehr viele verschiedene Definitionen der Verletzungs-Schweregrade „auf dem Markt". Eine Vergleichbarkeit in wissenschaftlicher Untersuchung ist dazu ausgeschlossen. Die Quebec Task Force beschreibt folgende Verletzungsschweregrade:

Verletzungsschweregrade nach Quebec Task Force (QTF)

Grad	Klinische Zeichen
0	Keine Beschwerden in HWS Keine physiologischen Zeichen
1	HWS-Beschwerden (Schmerzen, Steifigkeit, Druckschmerz) **Keine physiologischen Zeichen** **Mikroläsion**
2	HWS-Beschwerden und **muskuloskeletale Zeichen** **Makroläsion**
3	HWS-Bescherden und **neurologische Zeichen** **Nervenzelldefekt/Irritation**
4	HWS-Beschwerden und Fraktur oder Dislokation

Pathologie der HWS-Distorsion nach QTF

QTF 1	**Mikroläsion** Mikroskopische oder multimikroskopische Läsion. Läsion ist zu klein um muskulären Spasmus zu verursachen.	
QTF 2	**Makroläsion** Distorsion und Weichteilblutungen (Gelenkkapseln, Ligamentae, Sehnen und Muskeln) Sekundärer Muskelspasmus nach Weichteilverletzung.	
QTF 3	**Nervenzelldefekt/Irritation** Verletzungen des neurologischen Systems verursacht durch mechanische Beschädigung oder sekundäre Irritation verursacht durch Blutung oder Entzündung.	

Bislang ist die Verletzungsklassifikation der Quebec Task Force im deutschsprachigen Raum noch unzureichend verbreitet. Sie ist für die Vergleichbarkeit mit internationalen Studien unbedingt erforderlich. Deshalb hat das Institut für Fahrzeugsicherheit, GDV, einen Arbeitskreis (IBIS) initiiert, der eine deutschsprachige Version entwickelte. Es wurde ein Review mit interdisziplinärem Konsortium durchgeführt. Hier waren folgende medizinische Fachrichtungen vertreten:

- Orthopädie
- Radiologie
- Chirurgie/Unfallchirurgie
- Neurologie
- Versicherungsmedizin
- Unfallforschung.

Als Ergebnis entstand ein deutschsprachiger Erstaufnahmebogen, basierend auf den QTF-Ergebnissen, angepasst an deutsche Verhältnisse. Der Verletzungsbogen wurde mit 296 Patienten in 6 akuten Krankenhäusern getestet.

Es wurden 54% Frauen und 46% Männer mit einem Durchschnittsalter von 31 Jahren (Median 28), im Schnitt 0,7 Tage nach dem Unfall (Median 0) betrachtet.

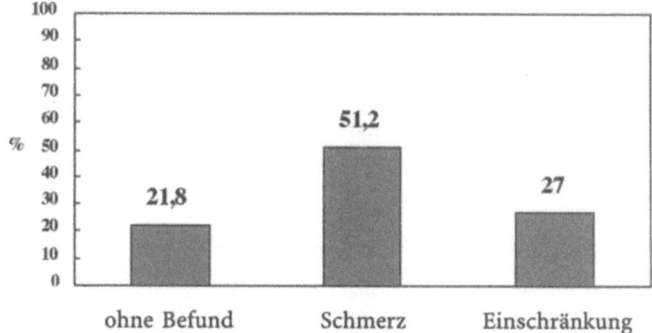

22% der untersuchten Patienten zeigten keinen Befund, wohingegen 51% eine subjektive Schmerzangabe und 27% eine Einschränkung der Funktion aufwiesen.

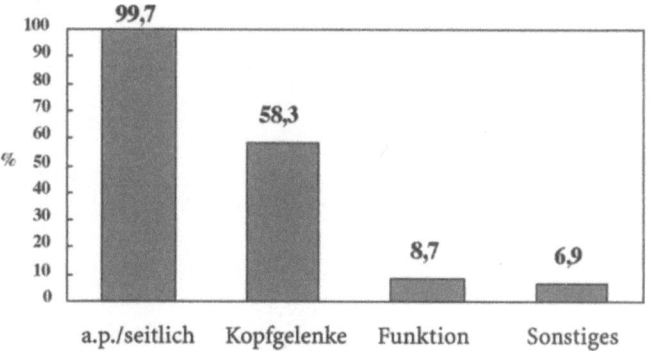

Nahezu alle Patienten erhielten zum Ausschluss von Fraktur oder Luxationen eine Standard-Röntgenaufnahme in zwei Ebenen. Funktionsaufnahmen wurden nur zu 9%, und sonstige (CT, MRT) zu 7% durchgeführt.

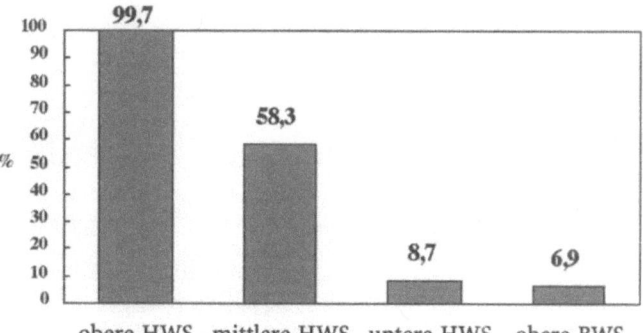

Das Druckschmerzmaximum trat am häufigsten im Bereich der unteren HWS auf.

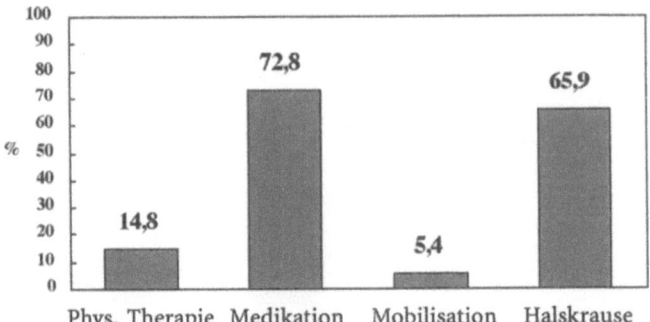

Bedenklich erscheint die relativ hohe Quote der Applikation einer Halskrause (66%).

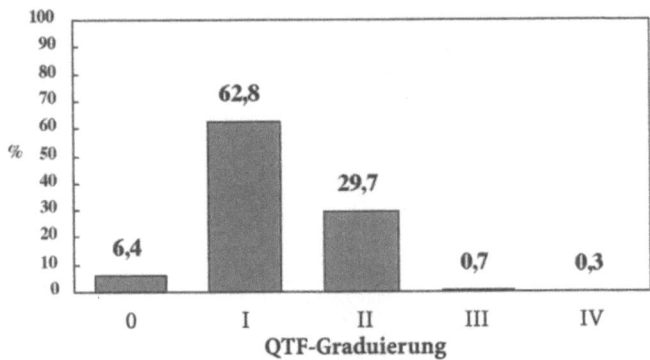

Das Kollektiv dieser Untersuchung wies eine Majorität von QTF-Grad-1-Patienten mit 63% auf, wohingegen Grad 2 nur zu 30% und Grad 3 sogar nur zu 0,7% auftrat.

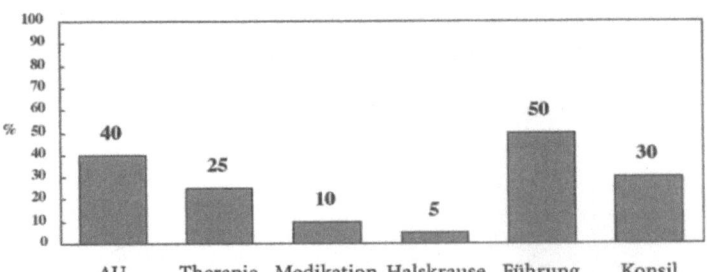

Das Kapitel „Behandlung" erscheint diffus beantwortet, sowohl die Führung des Patienten als auch die Arbeitsunfähigkeit, aber auch weitergehende Therapiekonzepte und konsiliarische Untersuchungen wurden auf den Bögen nur unzureichend dokumentiert.

Als Schlussfolgerungen der erfolgten Testauswertung sind zu nennen:

■ Der IBIS-HWSD-Dokumentationsbogen mit standardisierter physiologischer Verletzungsdokumentation ist in Klinikambulanzen praktikabel.

■ Der Bogen führt zu einer Zunahme an objektiven Daten über Schmerz, Funktionseinschränkung, Schmerzlokalisation und Druckschmerzmaximum.

■ Die Einteilung nach QTF wurde akzeptiert und nach den Untersuchungsdaten vorgenommen.

■ Der konzipierte Behandlungsplan wurde im überwiegenden Teil nur unzureichend ausgefüllt.

■ Vorliegende Therapiepläne erscheinen insuffizient; Wichtig erscheint die Früherkennung und die Prävention von Langzeitverläufen.

■ Halskragen wurden häufig verordnet.

■ Für besseren Vergleich der HWS-Verletzungsschwere sollte ein Diagnosestandardbogen auch im deutschsprachigen Raum benutzt werden.

Ansichten zu einer manualmedizinischen Spezialisierung der Erstdiagnostizierenden

M. GRAF versus U. MOORAHREND

■ These I (M. GRAF)

Strukturelle und funktionelle Störungen erfordern ein prinzipiell differentes diagnostisches und therapeutisches Herangehen:

Bei einer zerstörten Struktur, d. h. pathomorphologischen Störung, werden im Rahmen der traumatischen Gewebsläsionen verschiedene pathologische Prozesse in Gang gesetzt. Dazu gehören Nozireaktion, Entzündungsreaktion mit biomechanischen Vorgängen bis zu Veränderung schmerzverarbeitender Systeme (von den Rezeptoren bis zur zentralen Verarbeitung) mit Sensibilisierung, Rekrutierung, neuroplastischen Vorgängen bis zum „Schmerzgedächtnis". Zunächst lokal begrenzt auf die vom Trauma betroffene Region zeigt sich in der Chronifizierungsphase eine Ausbreitungstendenz mit Einbeziehung anderer Anteile des Bewegungssystems.

Eine gestörte Funktion (Gelenkmechanik), z. B. durch massive Reizung der Nozizeptoren in der Gelenkkapsel, hat eine Störung der funktionellen Leistung eines Systems zur Folge. Durch eine gestörte Afferenz z. B. verändert sich die zentralnervöse Informationsverarbeitung mit dem Ergebnis einer

■ arthromuskulären Dysfunktion,
■ Nozizeption,
■ Stereotypveränderung,
■ Chronifizierung (neuroplastische Prozesse).

Der Verdacht einer strukturellen Läsion erfordert eine Maximaldiagnostik, „abwartendes Offenlassen" ist hier nicht angebracht. Funktionelle Störungen heilen hingegen zu 80% folgenlos aus, bei 15–20% der Patienten zeigt sich ein protrahierter Heilverlauf bzw. sogar eine Verstärkung der Schmerzsymptomatik.

■ Gegenthese I (U. MOORAHREND)

Nach klassischen Heckkollisionen sind nur in Ausnahmefällen strukturelle Schäden vorhanden. Funktionelle Störungen gilt es, durch ein funktionelles Regime zu behandeln.

Der verunfallte Patient ist zum Zeitpunkt des Erstkontaktes zum Arzt zumeist gehfähig. Er weist im Regelfall keine äußeren Verletzungsmerkmale am Kopf, Hals, Schultergürtel oder Brustbereich auf. Aktive Bewegungen sind möglich. Für den Erstdiagnostizierenden gilt es, höherwertige Schäden, die das Halsmark indirekt in Mitleidenschaft ziehen könnten, auszuschließen. Beim Erstkontakt ist zumeist ein regelhaftes Vorgehen Praxis: Schilderung der Unfallanamnese, Befunderhebung durch Befühlen der Hals- und Nackenweichteile, Prüfung der aktiven Kopfbeweglichkeit und in der Folge Darstellung der Halswirbelsäule durch Röntgen-Standardaufnahmen.

■ These II (M. GRAF)

Die HWS ist kein einheitliches System, sondern aus anatomischer, neuroanatomischer und neurophysiologischer Sicht zweigeteilt in den kraniozervikalen Übergang (Okziput bis C2/3) und die klassische HWS (C3–C7).

Der tiefgreifende Unterschied der beiden HWS-Systeme manifestiert sich in

- ■ morphologischer und gelenkmechanischer Hinsicht,
- ■ muskeldynamischer Hinsicht und vor allem
- ■ neurophysiologischer Hinsicht.

Aus der Unterscheidung der klassischen HWS und dem kraniozervikalen Übergang ergeben sich unterschiedliche diagnostische und therapeutische Konsequenzen. Dabei ist das Wissen um die Sonderstellung des Kopfgelenkbereiches unverzichtbar. Der Kopfgelenkbereich ist innerhalb des gesamten Bewegungsapparates die biomechanisch/muskulär und neurophysiologisch komplizierteste Einheit, wobei aus klinischer Sicht besonders wichtig ist, dass sein „Rezeptorenfeld" unmittelbar mit wichtigen Steuerungszentren im Hirnstamm vermascht ist.

Ein gesunder Proband merkt von den Wirkungen dieser sehr zahlreichen Afferenzen und Efferenzen, in die der kraniozervikale Übergang eingebettet ist, nichts. Erst bei einer Störung kommt es zu teils massiv beeinträchtigenden Symptomen.

Es gibt kein Gelenkaggregat mit einer so dichten neurophysiologischen Ausstattung. Das hat zur Folge, dass sich auch die diagnostischen und therapeutischen Bemühungen so komplex und kompliziert gestalten.

▪ Gegenthese II (U. Moorahrend)

Der erstdiagnostizierende Arzt hat im Rahmen des Behandlungsauftrages durch den Unfallverletzten strukturelle Schäden oder Mitbeteiligung des ZNS oder Rückenmarkes auszuschließen.

Der Erstdiagnostizierende hat im Rahmen seiner Möglichkeiten dieses vorgenommen. Er hat unter kritischer Würdigung der Unfallanamnese und des geklagten Beschwerdebildes eine mechanische Schonung des Halswirbelsäulenabschnittes durch Verordnung einer Schanz'schen Halskrawatte eingeleitet. Der Therapieansatz, eine lädierte Funktion durch Ruhigstellung zu behandeln, ist ein jahrelang praktizierter Grundsatz der Medizin. Der Auftrag aus dem Behandlungsvertrag, bei Klagen und Beschwerden eine Diagnose zu stellen und konkurrierende Differentialdiagnosen auszuschließen sowie die geklagten Beschwerden zu therapieren, ist damit erfüllt.

▪ These III (M. Graf)

Es ist wichtig, die klare Unterscheidung zwischen einem cervicoencephalen Syndrom (Pathophysiologie des Kopfgelenkbereiches) und einem cervicobrachialen Syndrom (Pathologie und Pathophysiologie) nach klassischer HWS-Distorsion zu fordern.

Die Gelenk-Morphologie und Funktion der Etagen C0/C1 und C1/2 stimmen in keiner Hinsicht mit denen der „klassischen HWS" überein. Gleiches gilt für die Muskel- und Neurophysiologie. So ist z.B. das Gelenk C0/C1 ein reines Extension-Flektions-Gelenk, in der Seitnickungs- und Rotationsbewegung findet sich nur eine endgradige joint-play-Bewegungsmöglichkeit, welche die besondere Vulnerabilität dieses Segmentes für eben jene Bewegungsrichtungen bei externen Krafteinwirkungen begründet. Das Gelenk C1/C2 ist ein reines Rotationsgelenk und ermöglicht für Seitnickung und Flektion/Extension nur endgradige Bewegungsausschläge. Das Segment C2/3 gilt als Übergangsregion zwischen dem Kopfgelenkbereich und der klassischen HWS, wird neurophysiologisch dem Kopfgelenkbereich zugeordnet.

▪ Gegenthese III (U. Moorahrend)

Cervicoencephale Syndrome und cervicobrachiale Syndrome sind auch ohne Unfallereignis gleich häufig in der Allgemeinbevölkerung vorhanden. Sie sind Folge von funktionellen Störungen auf dem Boden degenerativer Veränderungen.

Es ist schwer vorstellbar, dass bei Fehlen struktureller Verletzungen, fehlendem Nachweis von Bandscheibenschäden oder Bandverletzungen, einzig und allein aus vermuteten Dysfunktionen unterschiedlicher Nackenmuskeln komplexe, bleibende Gesundheitsstörungen resultieren können. Gerade die Verschiedenheit der Gelenke bei C0 und C1 und C2 und C3 im Vergleich zu der mittleren und unteren Halswirbelsäule C3 bis C7 fordert bei mechanisch nachweisbarem Kraftfluss, der von caudal nach cranial in den einzelnen Segmenten abläuft, dass die ursprüngliche Kraft Segment für Segment an Größe abnimmt. Bis heute ist wissenschaftlich nicht widerlegt, dass cervico-encephale und cervico-brachiale Syndrome durch protrahierte Funktionsstörungen durch überlanges Tragen z. B. einer Schanz-Krawatte hervorgerufen sind.

■ These IV (M. GRAF)

Nach Distorsionsverletzungen findet sich in wechselnder Konstellation des Kopfgelenkbereiches ein breites Symptomenspektrum aus lokal nozizeptiver und enzephaler Symptomatik mit
■ Nacken-Kopfschmerz,
■ Gleichgewichtsstörungen,
■ Tinnitus,
■ Globus(dysphagie),
■ Dysphonie,
■ Aufmerksamkeits- und Konzentrationsstörungen sowie
■ anderen kognitiven Störungen etc.

Diese Symptomenvielfalt erfordert ein individuelles interdisziplinäres Diagnostik- und Behandlungskonzept. Eine „Standard-Diagnostik oder -Behandlung", die sich z. B. nur auf die Gelenkmechanik, nur auf die Muskulatur oder nur auf Neurophysiologie und Psychosomatik verlässt, ist zum Scheitern verurteilt.

■ Gegenthese IV (U. MOORAHREND)

Das breite Symptomenspektrum nach Distorsionsverletzungen (wie Nacken-Kopfschmerz, Gleichgewichtsstörungen, Tinnitus, Globus, Dysphonie, Aufmerksamkeits- und Konzentrationsstörungen und andere kognitive Beeinträchtigungen) ist nie Frühsymptom, sondern bei einem Anteil von 5 bis 10% der Unfallverletzten erst nach Tagen bis Wochen zu beobachten. Diese Tatsache ist im Zuge der Erstdiagnostik nach Verletzung nicht zu berücksichtigen.

Zusammensetzung des Expertenteams

GRAF, Dr. med. Michael, FA für Physikalische und Rehabilitative Medizin, Gartenfeldstraße 6, 54295 Trier

GRAF-BAUMANN, Prof. Dr. med. Toni, Hauptgeschäftsführer des Ärzteseminars Hamm-Boppard (FAC) der Dt. Gesellschaft für Manuelle Medizin, Schillerstraße 14, 79331 Teningen

HELL, Dr. med. Wolfram, Unfallforscher, GDV – Institut für Fahrzeugsicherheit, Leopoldstraße 20, 80802 München

MOORAHREND, Dr. med. Uwe, FA für Chirurgie und Unfallchirurgie, FA für Physikalische und Rehabilitative Medizin, Ärztlicher Direktor der Fachklinik Enzensberg, Höhenstraße 56, 87629 Hopfen am See

Katalog der kontrovers diskutierten Fragen

1. Ist die umfangreiche Erfassung des Unfallereignisses durch den erstbefundenden Arzt eine ausreichende Hilfsgröße für die spätere Formulierung „Diagnose: HWS-Schleudertrauma"?

2. Sind manualmedizinische Untersuchungstechniken förderlich für die Erstellung des Befundes durch den erstbehandelnden Arzt?

3. Ist ein standardisierter Befunderhebungsbogen einer Leitlinie in der Diagnostik der HWS-Distorsion vorzuziehen?

4. Gibt es objektiv (reproduzierbar) nachweisbare klinische oder manualmedizinische Befunde, die eindeutig eine unfallbedingte Entstehung einer „Beschleunigungsverletzung" der HWS belegen?

5. Ist bei negativen Röntgen-Standardaufnahmen und schmerzhafter Haltungsinsuffizienz des Kopfes den so genannten gedrückten Funktionsaufnahmen ein höherer Stellenwert einzuräumen als Kernspintomographieaufnahmen?

6. Lässt sich bei einer zeitliche Latenz von Stunden oder Tagen zwischen „HWS-Beschleunigungsverletzung" und erstmaligem Auftreten von Beschwerden/auffälligen Befunden eine Unfallkausalität medizinisch noch begründen?

7. Gibt es klinische/manualmedizinische Befunde nach „HWS-Beschleunigungsverletzung", die bereits bei der Erstuntersuchung eine spätere Chronifizierung der Beschwerden bzw. eine baldige Besserung erkennen lassen?

8. Unterscheiden sich manualmedizinisch gesicherte, traumatische Blockierungen (bzw. Segmentirritationen u.ä.) an der HWS von solchen anderer Ursache (diskogen, degenerativ, muskulär)?

9. Sollten begleitende Umstände (Risikofaktoren), die Einfluss auf Beschwerdebild, Befunde, Chronifizierung oder Arbeitsfähigkeit nach „HWS-Beschleunigungsverletzung" haben (wie z.B. Alter und Geschlecht, Begleiterkrankungen, Verschuldensfrage, soziales, familiäres und berufliches Umfeld) bei der Erstuntersuchung unbedingt dokumentiert werden?

10. Rechtfertigen klinische Erstbefunde, wie z.B. Muskelhartspann und schmerzhafte Bewegungseinschränkung, die Verordnung einer Zervikalstütze (z.B. Schanz-Krawatte bzw. Henßge-Zervikalorthese) für mehr als 3 Tage?

Beantwortung der einzelnen Fragen mit Antwortenwichtung

Zu 1) *Ist die umfangreiche Erfassung des Unfallereignisses durch den erstbefundenden Arzt eine ausreichende Hilfsgröße für die spätere Formulierung „Diagnose: HWS-Schleudertrauma"?*
Die umfangreiche Erfassung durch den erstbefundenden Arzt ist nicht möglich, daher sollte die Diagnoseumschreibung „HWS-Schleudertrauma" durch ihn unterbleiben (57%, schwache Konsenswichtung).

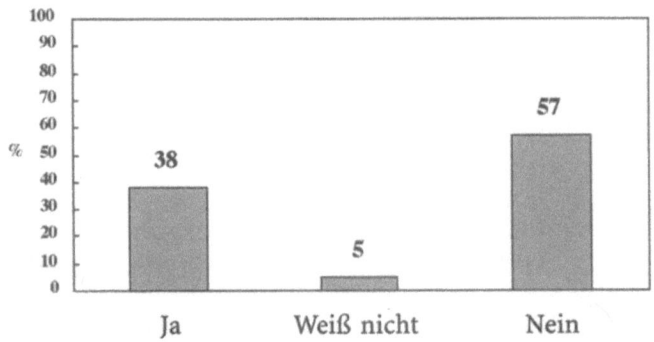

Zu 2) *Sind manualmedizinische Untersuchungstechniken förderlich für die Erstellung des Befundes durch den erstbehandelnden Arzt?*
Manualmedizinische Untersuchungstechniken durch den erstbehandelnden Arzt sind förderlich für die Erstellung des objektiven Erstbefundes (56%, schwache Konsenswichtung).

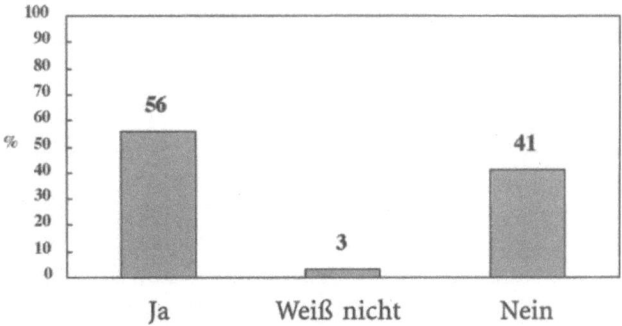

Zu 3) *Ist ein standardisierter Befunderhebungsbogen einer Leitlinie in der Diagnostik der HWS-Distorsion vorzuziehen?*
Ein standardisierter Befunderhebungsbogen sollte einer Leitlinie in der Diagnostik der HWS-Distorsion vorgezogen werden (54%, schwache Konsenswichtung).

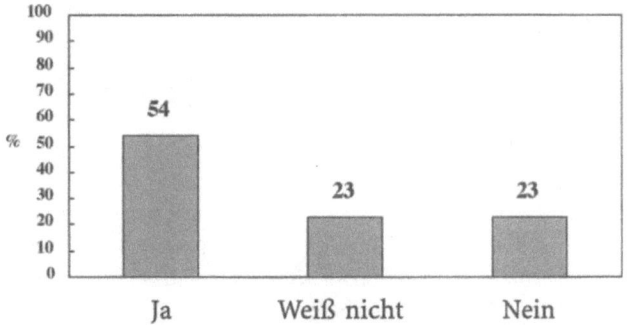

Zu 4) *Gibt es objektiv (reproduzierbar) nachweisbare klinische oder manualmedizinische Befunde, die eindeutig eine unfallbedingte Entstehung einer „Beschleunigungsverletzung" der HWS belegen?*
Es gibt keine nachweisbaren klinischen oder manualmedizinischen Befunde, die zweifelsfrei die unfallbedingte Entstehung einer Beschleunigungsverletzung an der HWS belegen (77%, deutliche Konsenswichtung).

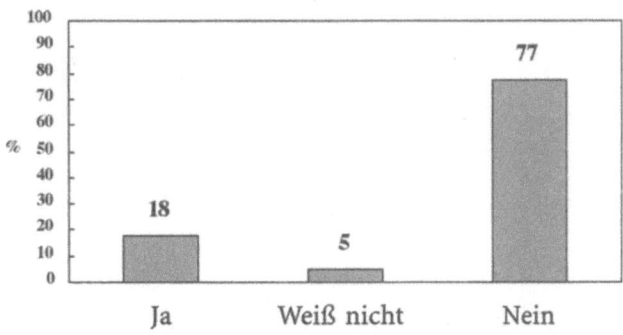

Zu 5) *Ist bei negativen Röntgen-Standardaufnahmen und schmerzhafter Haltungsinsuffizienz des Kopfes den so genannten gedrückten Funktionsaufnahmen ein höherer Stellenwert einzuräumen als Kernspintomographieaufnahmen?*
Bei negativen Röntgen-Standardaufnahmen und schmerzhafter Haltungsinsuffizienz des Kopfes ist Kernspintomographieaufnahmen eine höhere Aussagekraft einzuräumen und dieses Verfahren daher zeitig anzustreben (64%, schwache Konsenswichtung). Die so genannten gedrückten Funktionsaufnahmen beinhalten die Gefahr der iatrogenen Schädigung und die Kopfgelenke können nicht sicher beurteilt werden (64%, schwache Konsenswichtung).

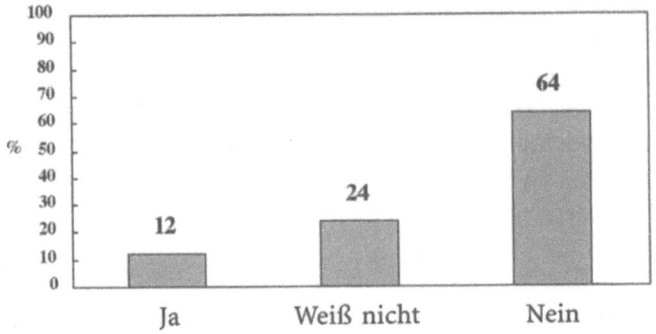

Zu 6) *Lässt sich bei einer zeitlichen Latenz von Stunden oder Tagen zwischen „HWS-Beschleunigungsverletzung" und erstmaligem Auftreten von Beschwerden/auffälligen Befunden eine Unfallkausalität medizinisch noch begründen?*
Eine zeitliche Latenz von Stunden bis ein oder zwei Tage zwischen HWS-Beschleunigungsverletzung und erstmaligem Auftreten von Beschwerden und/oder auffälligen Befunden lässt sich medizinisch als unfallkausal begründen (59%, schwache Konsenswichtung).

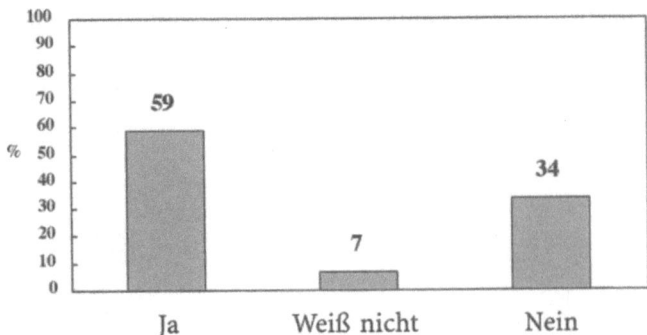

Zu 7) *Gibt es klinische/manualmedizinische Befunde nach „HWS-Beschleu-nigungsverletzung", die bereits bei der Erstuntersuchung eine spätere Chronifizierung der Beschwerden bzw. eine baldige Besserung erken-nen lassen?*
Manualmedizinisch gesicherte, traumatische Blockierungen (bzw. Segmentirritationen und ähnliches) an der HWS lassen sich von sol-chen anderer Ursache (diskogen, degenerativ, muskulär) nicht unter-scheiden (82%, starke Konsenswichtung).

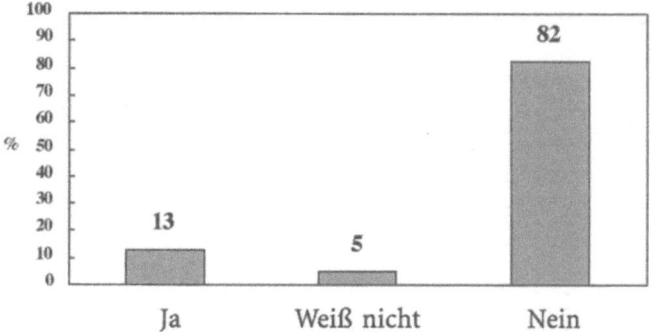

Zu 8) *Unterscheiden sich manualmedizinisch gesicherte, traumatische Blo-ckierungen (bzw. Segmentirritationen u.ä.) an der HWS von solchen anderer Ursache (diskogen, degenerativ, muskulär)?*
Es gibt keine klinischen manualmedizinischen Befunde nach HWS-Beschleunigungsverletzung, die bereits bei Erstuntersuchung eine Unfallkausalität und eine spätere Chronifizierung der Beschwerden bzw. eine baldige Besserung erkennen lassen (88%, starke Konsens-wichtung).

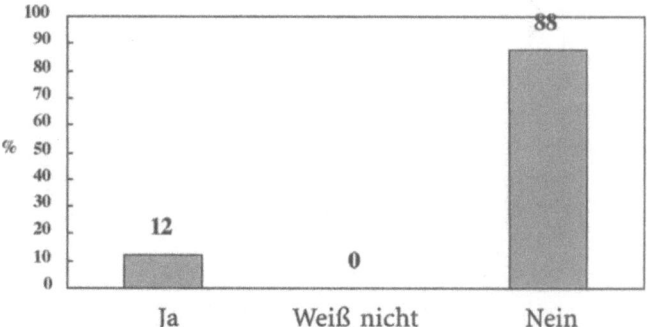

Zu 9) *Sollten begleitende Umstände (Risikofaktoren), die Einfluss auf Be-schwerdebild, Befunde, Chronifizierung oder Arbeitsfähigkeit nach „HWS-Beschleunigungsverletzung" haben (wie z.B. Alter und Ge-schlecht, Begleiterkrankungen, Verschuldensfrage, soziales, familiäres und berufliches Umfeld) bei der Erstuntersuchung unbedingt dokumen-tiert werden?*

Begleitende Umstände (Risikofaktoren), die Einfluss auf Beschwerdebild, Befunde, Chronifizierung oder Arbeitsfähigkeit nach „HWS-Beschleunigungsverletzung" haben (wie z. B. Alter und Geschlecht, Begleiterkrankungen, Verschuldensfrage, soziales, familiäres und berufliches Umfeld) müssen bei der Erstuntersuchung nicht unbedingt
dokumentiert werden (79%, deutliche Konsenswichtung).

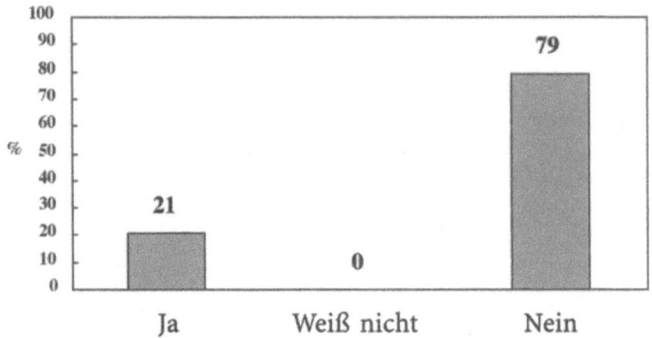

Zu 10) *Rechtfertigen klinische Erstbefunde, wie z. B. Muskelhartspann und
schmerzhafte Bewegungseinschränkung, die Verordnung einer Zervikalstütze (z. B. Schanz-Krawatte bzw. Henßge-Zervikalorthese) für
mehr als 3 Tage?*
Klinische Erstbefunde wie z. B. Muskelhartspann und schmerzhafte
Bewegungseinschränkung rechtfertigen nicht die Verordnung einer
Zervikalstütze (z. B. Schanz-Krawatte bzw. Henßge-Zervikalorthese)
für mehr als 3 Tage (82%, starke Konsenswichtung).

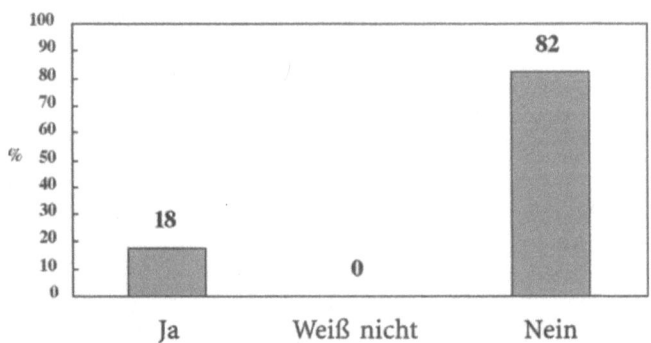

Zusammensetzung der Konsensusgruppe

70% Mediziner
2% Techniker
18% Juristen, Versicherungsfachleute
9% Physiotherapeuten
1% Laien

3 Diagnostik von „Instabilitäten" des cervico-occipitalen Überganges

Bildgebende Diagnostik der Ligamenta alaria

R. TOMCZAK

■ Einleitung

In den Vereinigten Staaten von Amerika gehen derzeit 30–40% der Gerichtsverfahren im Verkehrsbereich auf stattgehabte oder mutmaßliche Verletzungen in der Folge von Schleudertraumata zurück. Die Gerichtsverfahren verursachen Kosten in Höhe von 7 Milliarden US$ jährlich [1]. In England hat sich der Anteil der Schleudertraumata von 11% im Jahr 1984 auf 23% im Jahr 1991 erhöht [1]. In beiden Ländern, ebenso wie in Deutschland, kommt dem Schleudertrauma eine erhebliche volkswirtschaftliche Bedeutung zu. Für den Kliniker und den Radiologen stellt sich das Problem, dass der Patient ein adäquates Trauma hatte und über Schmerzen im Bereich der Halswirbelsäule klagt. In der Bildgebung und im Rahmen der sich häufig entwickelnden Gerichtsverfahren wünscht man sich sowohl als behandelnder Arzt wie auch als Gutachter eindeutige Befunde, die sich reliabel nachvollziehen lassen. Die Frage, die sich dabei stellt, lautet:

„Ist die Kernspintomographie eindeutig in der Lage, Schädigungen der Bandstrukturen der oberen Halswirbelsäule, insbesondere der Ligamenta alaria festzustellen?"

■ Anatomie

Zwischen C1 und C2 spannt sich ventral die Membrana atlantooccipitalis anterior, sowie dorsal die Membrana atlantooccipitalis posterior aus. Dorsalseitig wird die posteriore Membran durch die Membrana tectoria verstärkt. Anterior vor den Wirbelkörpern wird die Membran durch das Ligamentum longitudinale anterius verstärkt. Vom Dens axis in Richtung auf das Occiput zieht von der Spitze des Dens das Ligamentum apicis dentis, beiderseits vom Dens axis ziehen keilförmig die Ligamenta alaria, auch Flügelbänder genannt, in Richtung auf das Hinterhaupt. Das Ligamentum cruciforme atlantis verläuft dorsalseitig um den Dens axis herum.

■ Bisheriger Kenntnisstand

Eine wesentliche Frage wurde bereits von Saternus 1987 [2] in der aktuellen Traumatologie beantwortet. Gibt es Schädigungen der Ligamenta alaria? Saternus hat 30 Schädel-Hirn-Traumen untersucht. Bei 11 dieser Schädel-Hirn-Traumen fand sich eine Ruptur oder eine Einblutung in die Ligamenta alaria. Es sollte jedoch erwähnt werden, dass es sich um eine post mortem-Studie handelt, somit alle Verunfallten tödlich verunfallt waren. Die Pathologie im Bereich des Neurocraniums war nicht direkt korreliert mit den Schädigungen im Bereich des Bandapparates der oberen Halswirbelsäule. In der Regel waren nicht nur die Ligamenta alaria betroffen, sondern auch das Ligamentum apicis dentis, das Ligamentum transversum atlantis, die Membrana atlantoaxialis anterior und posterior, die Membrana tectoria sowie die Membrana atlantooccipitalis anterior. Es handelte sich um schwerwiegende Traumata, keine leichten Schleuderverletzungen.

Im Ear-Nose-Throat-Journal (ENT) vom Januar 2001 [3] wurde von Volle und Montazem eine Studie an 420 Patienten mit dem Verdacht auf eine Instabilität im Bereich der oberen Halswirbelsäule veröffentlicht. Die Untersuchung wurde an einem 0,2 Tesla Magnetom Open der Fa. Siemens mit einer Schichtdicke von 5 mm durchgeführt. Die beiden Untersucher untersuchten funktionell in Seitneigung sowie in Rotation und fanden bei 4,8% komplette Rupturen eines Ligamentum alare, bei 12,4% der untersuchten Patienten inkomplette Rupturen mit konsekutiver Instabilität.

Bei der veröffentlichten Studie stellt sich die Frage der Reproduzierbarkeit, da weitere Studien, die die Ergebnisse erhärten würden, derzeit fehlen. Ebenfalls zu fordern ist der Vergleich mit einem Goldstandard sowie methodisch sinnvolle Mehrfachauswertung der erhobenen Befunde. Es erscheint verbesserungswürdig, Strukturen wie die Ligamenta alaria, deren Dicke sich im 5–7 mm-Bereich bewegt, in einem Hochfeldgerät mit reduzierter Schichtdicke zu untersuchen.

Pfirrmann et al. [4] haben 2001 eine Studie an 50 Probanden veröffentlicht. Die Studie wurde von zwei geblindeten Untersuchern ausgewertet. Das Studienprotokoll beinhaltete coronare T1-gewichtete, coronare T2-gewichtete sowie axial T1-gewichtete Schichten. Die Untersuchung wurde auf einem 1,0 Tesla Magnetom Impact der Fa. Siemens mit Schichtdicken zwischen 3 und 4 mm bei drei Akquisitionen durchgeführt. Die Ergebnisse zeigten, dass in 84% der untersuchten Probanden das linke Ligamentum alare abgrenzbar war, in 76% das rechte Ligament. Eine Asymmetrie der Ligamente fand sich in 88% der Fälle, eine Asymmetrie des CCJ (crano cervical joint) fand sich in 58%. Flüssigkeit im Bereich des CCJ fand sich bei 8% der Patienten sowie Flüssigkeit zwischen C1 und C2 bei 56%. Das Credo der Studie von Pfirrmann ist, dass die klinische Wertigkeit der MRT im Rahmen von Schleudertraumata eher als gering einzustufen ist.

Wörtler, Castro et al. [5] haben auf dem Röntgenkongress 2000 in Wiesbaden eine Studie an 80 Patienten vorgestellt. Es wurde ein 1,5 Tesla MRT verwendet und coronare Schichtungen in T1-Wichtung, T2-Wichtung sowie

axiale T1-gewichtete Schichten mit einer Schichtdicke von 2 mm durchgeführt. Wörtler et al. [5] waren bei allen Probanden in der Lage, die Ligamente beidseits nachzuweisen. Sie fanden keine Asymmetrie der Ligamenta
alaria oder des CCJ und sie fanden in 9% der Fälle ein transversales occipi-
tales Band, das sich kernspintomographisch nachweisen ließ. Die Schluss-
folgerung ihrer Studie ist, dass die hochauflösende MRT in der Lage ist,
die Bänder symmetrisch darzustellen.

Die Ulmer Arbeitsgruppe von Tomczak und Hartwig et al. [6] unter-
suchte 20 Probanden an einem 1,5 Tesla Magnetom Symphonie der Fa. Siemens. Die verwendeten Schichtdicken variierten zwischen 2–3 mm. Durchgeführt wurden coronare axiale Schichtungen in T1- und T2-Wichtungen.
Zusätzlich wurden T1-gewichtete Schichten mit einer Schichtdicke von
2 mm im sagittalen Schichtungsmodus um ca. plus und minus 40 Grad
nach coronar gekippt und somit direkt in den Bandverlauf der Ligamenta
alaria (Abb. 1) eingedreht. Es wurden Rotationsuntersuchungen mit maximaler Rotation nach rechts sowie nach links in 3-mm-Schichtung axial
durchgeführt um das Verhalten des Dens in maximaler Rotation studieren
zu können. Die Auswertung wurde von zwei unabhängigen Untersuchern,
die später ein Konsensustreffen durchführten, ausgewertet. Bei 18 von 20
Patienten ließ sich das Ligamentum transversum atlantis (Abb. 2) unpro-
blematisch darstellen. In der coronaren Schichtung ließ sich bei 18 von 20
Patienten das Ligamentum alare (Abb. 3) beidseits eindeutig gut darstellen,
bei keinem war das Band lediglich einseitig dargestellt und bei zwei von 20
Patienten war das Band schlecht oder nicht abgrenzbar dargestellt. In den
sagittal obliquen Schichtungen (Abb. 4) konnte das Band bei 17 von 20 Patienten gut dargestellt werden, bei einem von 20 Probanden einseitig gut
dargestellt sowie bei zwei von 20 nicht dargestellt werden. In den axialen
Schichtungen ließen sich die Ligamenta alaria beidseits (Abb. 5) bei 17 von

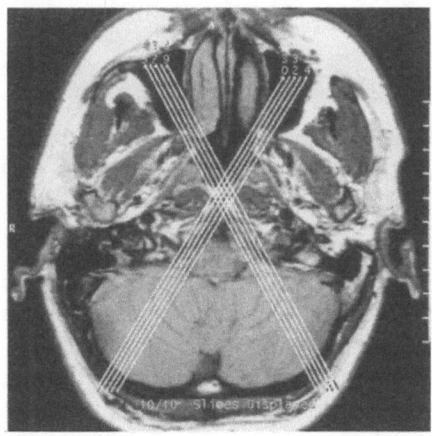

Abb. 1. Planung der sagittal-obliquent Schichtung

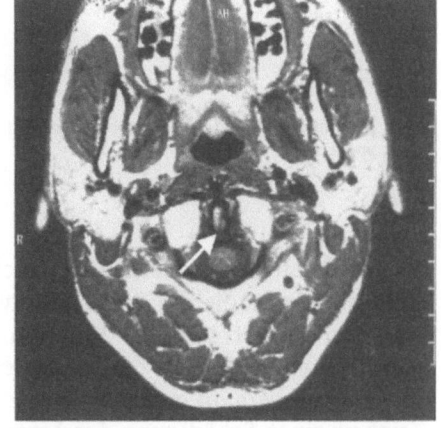

Abb. 2. Axiales T1-gewichtetes Bild: Darstellung
des Lig. transversum atlantis

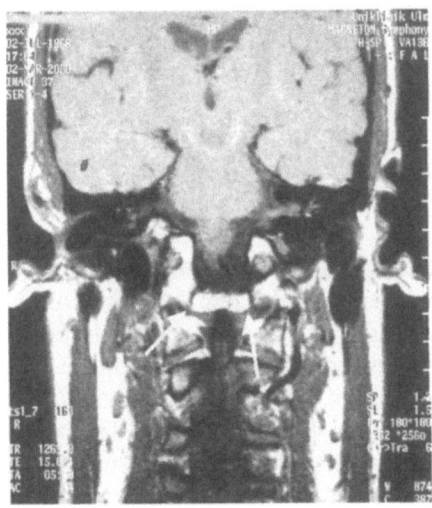
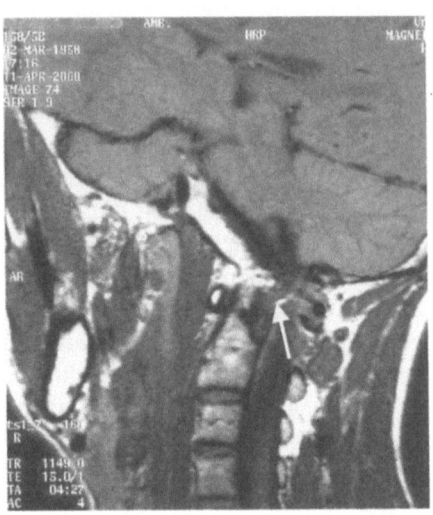

Abb. 3. Coronares T1-gewichtetes Bild: Ligamenta alare bds. (Pfeile)

Abb. 4. Sagittal-oblique Schnitt T1-gewichtet: Lig. alare (Pfeil)

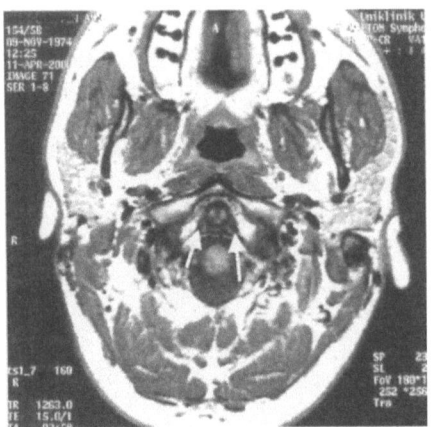
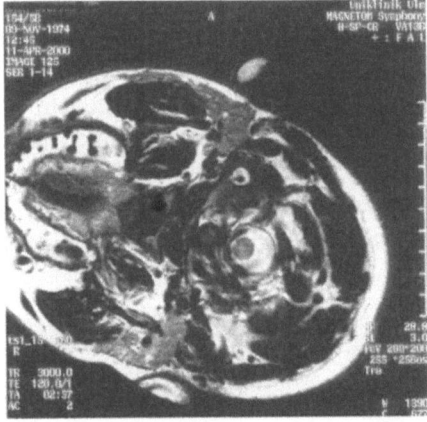

Abb. 5. Transversales T1-gewichtetes Bild: Lig. alaria (Pfeile)

Abb. 6. T2-gewichtetes Bild in max. Rechtsrotation: Einengung des vorderen Liquorraums beim Gesunden

20 gut darstellen, schlecht oder nicht bei 3 von 20 Probanden. Zusätzlich sollte in der Studie die Frage beantwortet werden, ob eine Asymmetrie des vorderen Liquorraums in Rotation mit einer Ligamentum alaria Schädigung korreliert und ob der häufig erwähnte Sicherheitsabstand von 0,5 cm, da ein Liquorraum noch vorhanden sein sollte in Rotation, als reliables Zeichen einer Schädigung der Ligamenta alaria gelten kann. Bei 20 von 20 Patienten fand sich regelmäßig ein Sicherheitsabstand unter 0,5 cm (Abb. 6). Da es sich in allen Fällen um gesunde Probanden ohne Halswirbelsäu-

lenverletzungen in der Vorgeschichte handelt, kann davon ausgegangen werden, dass eine Asymmetrie des Liquorraums in Rotation als normal zu betrachten ist.

▪ Feststellungen

▪ Die MRT der Ligamenta alaria zeigt schon beim Gesunden Asymmetrien und nicht bei jedem gesunden Probanden darstellbare Bänder.

▪ Die Möglichkeit der morphologischen Darstellbarkeit alt verletzter Bänder ist derzeit spekulativ und kann nur durch weiterführende Studien geklärt werden.

▪ Die Funktions-MRT, wie von Volle et al. veröffentlicht, bedarf der Evidenz durch kontrollierte Studien mit verbessertem Studiendesign.

▪ Beidseits unauffällig dargestellte Bänder sind höchstwahrscheinlich nicht traumatisch in Mitleidenschaft gezogen.

Hier mag in der Zukunft eine Möglichkeit liegen, die Kernspintomographie sinnvoll im Rahmen von Schädigungen der oberen Halswirbelsäule einzusetzen. Da davon auszugehen ist, dass lediglich bei der geringsten Anzahl von Schleudertraumata tatsächlich ein Ligamentum alare-Schaden vorliegt, könnte die beidseits unauffällig dargestellte Bandstruktur als richtungsweisend für die weitere Behandlung sowie evtl. anhängige Gerichtsverfahren angesehen werden. Frische Ligamentum alare-Läsionen lassen sich möglicherweise mit nachweisbaren Ödemen oder Blutungen im Bereich der Umgebung der Ligamente oder in den Ligamenten selber beweisen. Auch knöcherne Ausrisse (sehr gut in der CT zu sehen) können das Trauma beweisen. Hierzu muss gefordert werden, dass bei Verdacht auf einen Alariaschaden sofort nach dem Trauma ein MRT durchgeführt wird.

Stellenwert der Neuroradiologie, ihre Möglichkeiten bei „Instabilitäten" des cervico-occipitalen Überganges

E. Volle

▪ Einleitung

Patienten können eine Distorsion der HWS mit Beteiligung der mittleren und unteren HWS, eine Verletzung der oberen HWS und des Neurocraniums oder eine Kombinationsverletzung von allen erleiden. Die Anzahl der Fälle mit einer komplexen Traumatisierung der oberen Halswirbelsäule im Rahmen eines Beschleunigungstraumas und einer zusätzlichen Rotationskomponente des Kopfgelenkverbandes sind statistisch derzeit in Deutschland noch nicht erfasst und nicht ausführlich untersucht worden. Die biomechanisch unterschiedlichen Voraussetzungen und die Pathophysiologie der oberen zervikalen Distorsionen differiert ausgeprägt von denen der mittleren und unteren zervikalen Verletzung. Daher ist eine strikte Trennung zwischen Verletzungen der mittleren und unteren HWS und Distorsionen der oberen HWS und des Kopfgelenkverbandes zwingend erforderlich.

▪ Die kybernetische Systemstörung des Kopfgelenkverbandes

Die ausgeprägte klinische Symptomatik mit multisensorischer Funktionsstörung deutet darauf hin, dass es sich nicht nur um eine Verletzung des Kapsel-Band-Apparates handelt, sondern dass eine traumatisch ausgelöste Instabilität zu Veränderungen in einem kybernetischem Kontroll-System, dem Kapsel-Band-Apparat des Sockelgelenkes (von HWK 2), geführt hat. Die Abbildung 1 a. erläutert das Modell eines kybernetischen 3D-Analysesystems zur Berechnung unseres menschlichen Raumstandpunktes. Hierzu werden mindestens 3 Soll- und Ist-Kontrollinformationen benötigt, die in einem Wirbelkörper erhoben werden können. Unser Wirbelsäulensystem bietet nur einmal eine solche Analyseverbindung, nämlich durch die Form und geometrische Einbindung dieses Halswirbelkörper 2, dem so genannten Sockelgelenk nach H.D. Wolff [1].

Im anglo-amerikanischen Schrifttum ist jedem „Physician" klar, wenn es um eine zervikale Instabilität geht, dass damit immer die Auswirkung eines mechanischen Druckes auf das Myelon, die cervicale Myelopathie gemeint ist [2–4]. Die deutschsprachige Definition eines Schweizer Paraplegiker-Zentrums [5] bestätigt auch in Mitteleuropa diese Erkenntnisse. Die dort vertretene Definition einer Instabilität im Spinalkanal lautet: *„Stabilität ist die Fähigkeit, unter physiologischen Belastungen das Alignement zu bewah-*

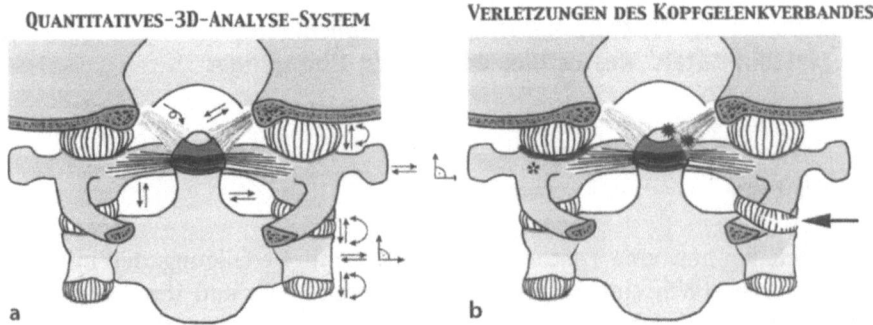

QUANTITATIVES-3D-ANALYSE-SYSTEM   VERLETZUNGEN DES KOPFGELENKVERBANDES

a   b

Abb. 1. a Meßwertstationen für eine 3D-Soll/Ist-Wert-Berechnung. **b** Mögliche Verletzungsstationen des Kopfgelenkverbandes. ** im Insertionsbereich der ligamentären Strukturen. * Druckusuren der synovialen Facettgelenkkonturen nach länger bestehender Instabilität, synoviale Aufklappbarkeit eines HWK-1/2-Gelenkes

ren, den Körper zu stützen und das Myelon zu schützen." In einer Publikation in Neuroradiology aus dem Jahre 2001 wird von einer Arbeitsgruppe aus Holland [6] der Nachweis erbracht, dass unter physiologischen Bedingungen die atlanto-axiale Rotation zu keiner Rückenmarkskompression führt. Im Original lautet es:

"The dural sac, which contains the cerebrospinal fluid (=SAS) and the spinal cord, is not significantly deformed during rotation."

Die neuerdings in Deutschland vereinzelt vertretene Meinung, dass eine Rückenmarkskompression ein physiologischer Zustand sei, bedarf keiner weiteren Kommentierung. Nur kurz zur Erinnerung: Seit der Einführung der Luftmyelographie, bis hin zur high resolution-Myelo-Computertomographie ist der Verlust des Subarachnoidalraumes (SAR) als Zeichen einer dort nicht normal vorkommenden Raumforderung, z. B. aufgrund eines Tumors, einer gerissenen Bandscheibe und/oder einer knöchernen Veränderung interpretiert worden. Daraus wurde dann unter Berücksichtigung der klinischen Symptomatik eine OP-Indikation abgeleitet. Die funktionelle Myelographie nach Nakstadt [7] und die Discographie unter Funktionsbedingungen [8, 9] sind die Untersuchungsmethoden zur funktionell bildlichen Dokumentation. Die von Volle seit 1995 durchgeführte funktionelle Kernspintomographie f-MRT [10, 11] führt diesen funktionellen diagnostischen Gedanken in der MRT weiter. Hierdurch kann die erst unter funktionellen Zuständen auftretende Rückenmarkskompression als geforderte Ursache für eine Myelopathie mit Aufbrauch des schützenden Pufferraumes, der sog. Steel'schen Sicherheitszone entsprechend japanischen und amerikanischen Autoren [12, 13] aufgezeigt werden.

Immer wieder konnten retrodentale Raumforderungen/reaktive Prozesse in der MRT beobachtet werden. Bei der Durchsicht der Literatur [14, 15] fallen viele Speicherkrankheiten mit synovialem Befall und /oder ligamentärer Mitreaktionen mit gleicher retrodentaler Lokalisation auf, die wie z. B. bei der CP sehr häufig zu einer Myelonkompression führen können. Die vorgestellten Ergebnisse zeigen, dass die posttraumatischen narbigen Veränderungen der „dens related Capsula" mit Ersatzgewebe (Abb. 3a und b) grundsätzlich zu funktionellen Myelonkompressionen führen können.

In einem Vortrag vor der Schwedischen Orthopädischen Gesellschaft [16] wurden Ergebnisse aus Untersuchungen von 1 200 Patienten vorgestellt. 180 Patienten (16%) zeigten eine Rückenmarkskompression (*) mit gleichzeitigem „Dens shifting", weitere 144 Patienten (12%) hatten eine Rückenmarkskompression(*) und 48 Patienten (4%) wiesen eine komplette Bandruptur (#) eines der Kopfgelenksbänder des Kopfgelenkverbandes auf. (*) Nur eine Verkleinerung und/oder Aufbrauchung des SAR in funktionellen Stresspositionen gegenüber der Normalposition, sowie (#) die strittigen intraligamentären Signalveränderungen sind dabei nicht mitgezählt worden.

Es besteht jedoch die Gefahr, dass dieses Patientengut mit relativen Spinalkanalstenosen, z. B. durch degenerative Prozesse, wegen einer viel schneller eintretenden funktionellen Rückenmarkskompressionen nicht übersehen werden darf.

Kritische Anmerkungen zu den Kopfgelenksbändern

Die Publikation von Obenauer et al. in der Röfo 1999 [17] konnte erstmals die „gängige Gutachteransicht" widerlegen, dass im speziellen Fall der Ligamenta alaria Rupturen nur als Begleitläsionen bei gleichzeitig deutlich ausgeprägter knöcherner Verletzung auftreten können. Diese post mortem–Studie konnte aufzeigen (wie schon vorher die schwedische Gruppe um W. Rauschning), *dass ligamentäre Verletzungen, insbesondere die der Ligamenta alaria*, die biomechanisch im freien ungeschützten Raum zwischen dem Kopf (Foramen magnum) und dem oberem HWS-Spinalkanal verankert sind, einer Vielzahl von Kraftvektoren ausgesetzt sind, *fast nur ohne knöcherne Begleitverletzungen gefunden wurden*. Crisco et al. konnte 1991 [18] in einem Modell- Versuch nachweisen, dass beide Ligamenta alaria intakt sein müssen um die postulierte axiale Rotation limitieren zu können. Ist auch nur ein Band verletzt, dann ist der normale Ablaufmechanismus „non-functional ". Abbildung 1 b zeigt die aus allen anderen Körpergelenkregionen bekannten Soll-"bruch"-stellen von Kapsel und Bändern. Mittlerweile ist eine komplette Ruptur nicht mehr strittig.

Uneinigkeit herrscht weiterhin über die intraligamentären Läsionen/Variationen, wie z. B. Elongationen, Partialrupturen ohne das Eintreten einer kompletten Ruptur. Vergessen wird hier, dass Bandpathologien ohne wesentliche Fachdiskussionen bei lateralen OSG-Bandverletzungen, Knieinnenbandverletzungen und Rotatorenmanschettenpathologien akzeptiert werden. Es ist daher unverständlich, dass die Kopfgelenksbänder nicht den gleichen traumatischen histochemischen Prozessen unterliegen sollen, wie alle Kapseln und Bänder in unserem Körper.

Nach einer Phase von nahezu 6 Jahren der Tatsachenakzeptierung haben sich jetzt auch die deutschen medizinischen Gutachter dem Literatur-Fakt gebeugt, dass dieses Band nicht 2 mm misst, sondern 5–9 mm [19, 20].

Die von Okazaki et al. 1995 berichteten 5 Anlagevariationen zeigen auf, dass der einzigartige anatomische Verlauf keiner knöchernen Begleitverletzung, jedoch einer muskulären Mitreaktion der autochtonen Halsmuskulatur bedarf. Die Arbeitsgruppe um Dvorak, Schneider und Saldinger, konnte 1988 [21] eine Reißfestigkeit für das Ligamentum alare mit 200 Newton funktionell testen und für das Ligamentum transversum 350 Newton. Wichtig ist insbesondere, dass die Evolution vom Präbrachiator bis hin zum aufrecht gehenden Menschen dieses wichtige Band zwischen Kopf und oberer HWS nur mit einer Reißfestigkeit bis zu 200 Newton ausgestattet hat; im Vergleich dazu das Ligamentum transversum mit 350 Newton.

Die Abbildung 2 a zeigt einen Ligamentum alare–Normalbefund. Dieses Band wurde unter Beachtung seiner möglichen Verlaufsvariationen, durch eine funktionell mögliche Maximalstressung nach Multiangulierung mit „off-axis"-MRT-Bildgebung in toto dargestellt. Abbildung 2 b zeigt den seltenen Befund einer Komplettruptur mit Restnarben und Restfaserabbildung, sowie den viel wichtigeren Befund der resultierenden mangelnden Führung dieses so wichtigen Steuerungselementes. Sie finden die Dens-

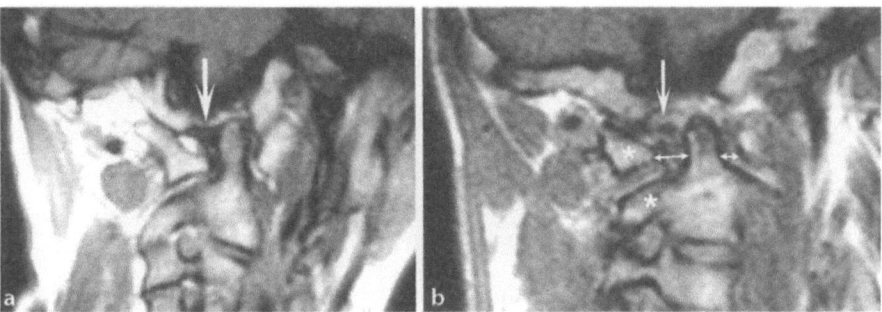

Abb. 2. a Nach Multiangulierung MRT-Off-Axis-Abbildung des sich herausgedreht darstellbaren Ligamentum alare rechts. **b** Nach Multiangulierung MRT-Off-Axis-Abbildung eines komplett rupturierten Ligamentum alare rechts (↓). Einseitige Vergrößerung der Atlanto-dentalen Distanz = Dens-shifting (↔). ** Dehiszens des fibrösen Kapselgelenkes von HWK 1/2

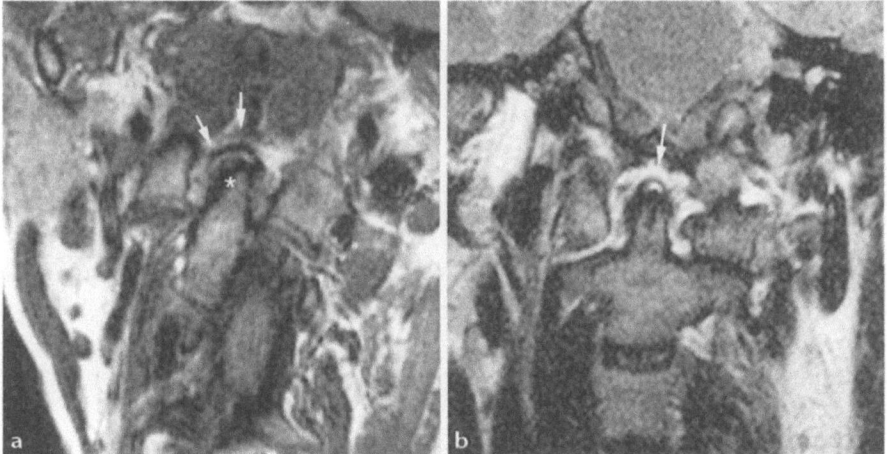

Abb. 3. Coronar geschichtete MRT-Bilder: a T1-gewichtetes Bild mit Verformung der densnahen Gelenkkapsel und einer begleitenden Periosttraumatisierung. **b** T2-gewichtetes MRT-Bild mit Darstellung einer in der T2 demarkierbaren Flüssigkeit nach Kapsel- und Periosttrauma des Dens

abweichung, die atlantodentale Gelenkspaltvergrößerung und die dann in Abbildung 4a und 4b daraus resultierende Kompression des Rückenmarks.

Kleinere Kollektive (n = 3 bis 50), die jetzt häufig zur Publikation gelangen, fallen insbesondere durch fehlende Funktionspositionen in maximaler Stressung auf (Pfirmann et al. [22]). Andere Autoren [23] neigen dazu, behelfsmäßig MRT-3D-Sätze anzufertigen, um durch sekundäre Bildrekonstruktionen den Bandverlauf zu erkennen und zu differenzieren. Es bleibt festzuhalten dass z.B. Stressradiographien in der Unfallchirurgie und Sportorthopädie nicht durch statische MRT-Bildvolumenpakete ersetzt werden können. Es wird bei all der Diskussion um die Dicke der Bänder und um Magnetfeldstärke vergessen, dass, selbst wenn sich ein Band abgrenzen

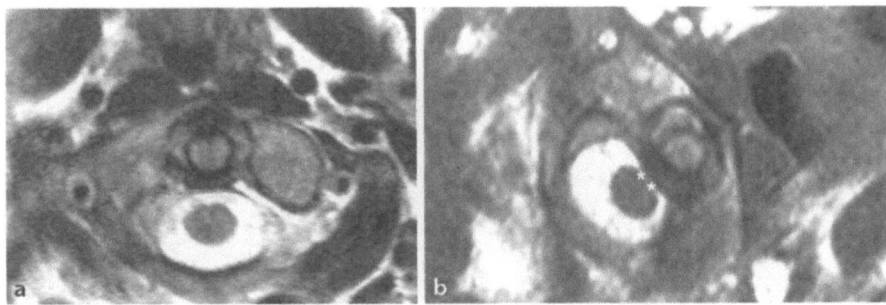

Abb. 4. a Erhaltender Subarachnoidalraum (= Pufferraum) in Neutralposition. **b** Zunahme der retrodentalen Strukturen durch posttraumatisches Narbenkonvolut. Es resultiert in max. möglicher Rotation eine komplette Aufbrauchung des Subarachnoidalraumes

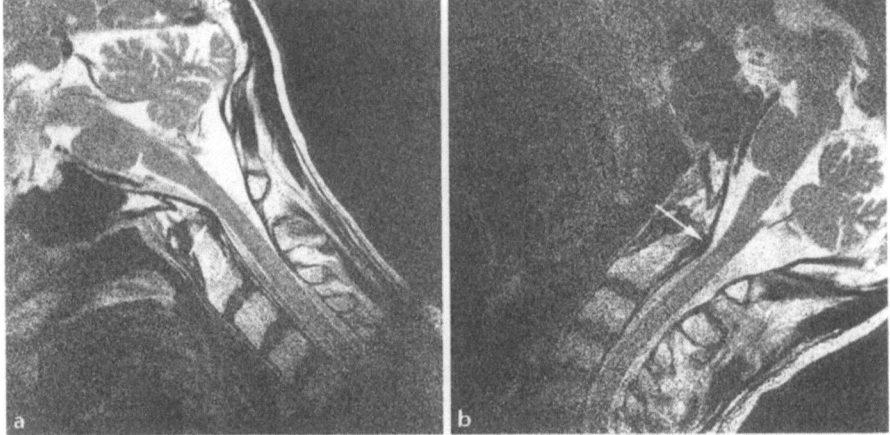

Abb. 5. T2-gewichtete Aufnahme des cranio-cervicalen Überganges mit Annäherung des retrodentalen Raumes zum Rückenmark (→) in Ventralflexion. **a** Anteflexion, **b** Retroflexion

lässt, über den Funktionszustand bei nicht vollständiger Ruptur nichts ausgesagt werden kann. Für die Zukunft kann das Motto nur lauten:

> Umdenken von statischen Betrachtungsweisen zu funktionellen Analysen mit hoher funktioneller Aussagekraft.

- ▦ Patientensicherheit steht im Vordergrund,
- ▦ Spezialspulen bei möglichst geringer Untersuchungsdauer,
- ▦ Funktionelle Aufzeichnung des Funktionszustandes sollte Bedingung werden,
- ▦ höhere Auflösung durch höhere Feldstärken, z.B. in einem 1.0 Tesla Open-Gerät.

Zusammensetzung des Expertenteams

FRIEDBURG Dr. med. habil. Hartmut, FA für Radiologie, Zeppelinstraße 2, 76185 Karlsruhe

GAIDZIK, Dr. med. Peter W., Geschäftsführer des Institutes für fachübergreifende Begutachtung in der Medizin, Adelword 9, 48161 Münster

TOMCZAK, Priv.-Doz. Dr. med. Reinhard, FA für Diagnostische Radiologie, Klinikum am Plattenwald, 74173 Bad Friedrichshall

VOLLE, Dr. med. Eckhard, Zentrum für funktionelle Kernspintomographie, Sendlinger Str. 7, 80331 München

Katalog der kontrovers diskutierten Fragen

1. Ist die Kernspintomographie in der Lage, Rupturen der Flügelbänder gesichert abzubilden?
2. Sollte bei definierendem klinischem Beschwerdebild eine Kernspintomographie zum frühestmöglichen Zeitpunkt nach Unfall erfolgen?
3. Reicht die funktionelle Untersuchung im C-Bogen aus, um Instabilitäten zu dokumentieren?
4. Ist bei Feststellung von intraossären Ödemen (Hämatomen) in Wirbelkörpern eine Verlaufsuntersuchung durch MRT zwingend, um damit bildliche Dokumente für Schmerzgeneratoren zu haben?
5. Sollte bei Darstellung von Bandstrukturen (Lig. alaria) die Feldstärke des Magneten 1,5 Tesla und die Schichtdicke maximal 2 mm betragen?
6. Ist ein optimiertes Protokoll für die Lig. alaria-MRT mit definierten Vorgaben zu fordern, wenn eine Verkleinerung des vorderen Liquorraumes gefunden wird?
7. Kommt es bei einer Schädigung des Lig. alare zu einer Verkleinerung des vorderen Liquorraumes in Drehung?
8. „Stabilität ist die Fähigkeit, unter physiologischen Belastungen das Alignement zu bewahren, den Körper zu stützen und das Myelon zu schützen." Ist diese Definition (der schweizerischen Arbeitsgruppe um Hawighorst et al.) zutreffend?
9. Ist der Nachweis einer substanziellen Schädigung anatomischer Strukturen aus medizinischer Sicht erforderlich, um die Kausalkette zwischen dauerhaften Beschwerden und dem Unfallereignis zu schließen?

Beantwortung der einzelnen Fragen mit Antwortenwichtung

Zu 1) *Ist die Kernspintomographie allgemein in der Lage, Rupturen der Flügelbänder gesichert abzubilden?*
Die Kernspintomographie ist heute nur bei bestimmten technischen Gegebenheiten und Einstelltechniken in der Lage, trotz erheblicher anatomischer Varianten bei den unterschiedlichsten Individuen, eine *Ruptur* der Flügelbänder ausreichend sicher abzubilden (71%, deutliche Konsenswichtung).

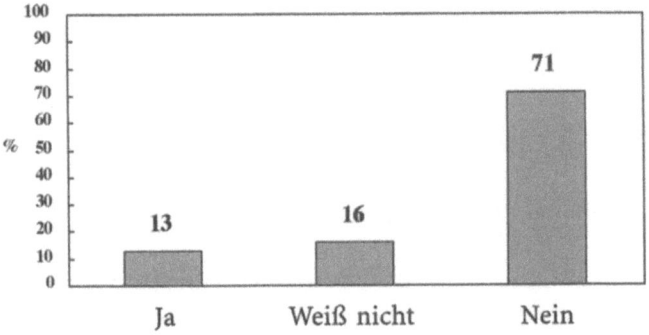

Zu 2) *Sollte bei definiertem klinischem Beschwerdebild eine Kernspintomographie zum frühestmöglichen Zeitpunkt nach Unfall erfolgen?*
Bei definiertem klinischem Beschwerdebild ist eine Kernspintomographie zum frühestmöglichen Zeitpunkt nach Unfall nicht zu empfehlen, weil in aller Regel keine therapeutischen und diagnostischen Konsequenzen daraus resultieren und die Kosten der Untersuchung nicht in Relation stehen. (60%, schwache Konsenswichtung).

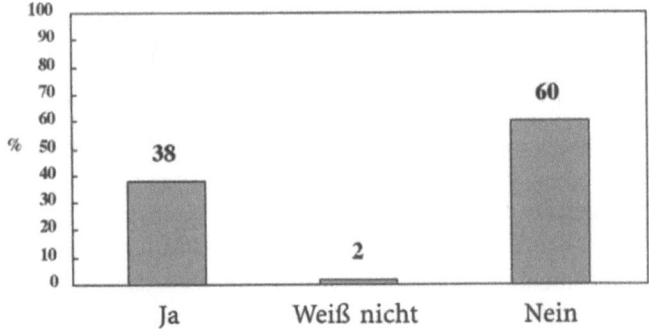

Zu 3) *Reicht die funktionelle Untersuchung im C-Bogen aus, um Instabilitä-*
ten zu dokumentieren?
Eine funktionelle Untersuchung der Halswirbelsäule im C-Bogen
reicht nicht aus, um discoligamentäre Instabilitäten zu dokumentieren, weil noch zusätzliche Läsionen vorhanden sein können, die diese Methode nicht offenlegt, die aber operativer Konsequenzen
bedürften (68%, deutliche Konsenswichtung).

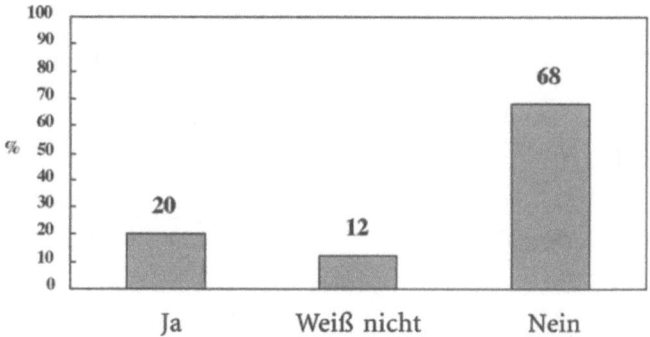

Zu 4) *Ist bei Feststellung von intraossären Ödemen (Hämatomen) in Wir-*
belkörpern eine Verlaufsuntersuchung durch MRT zwingend, um da-
mit bildliche Dokumente für Schmerzgeneratoren zu haben?
Intraossäre Ödeme (Hämatome) in Wirbelkörpern verlangen keine
Verlaufsuntersuchung durch MRT, weil das Ödem als solches keinen
Hinweis auf einen Schmerzgenerator liefert (73%, deutliche Konsenswichtung).

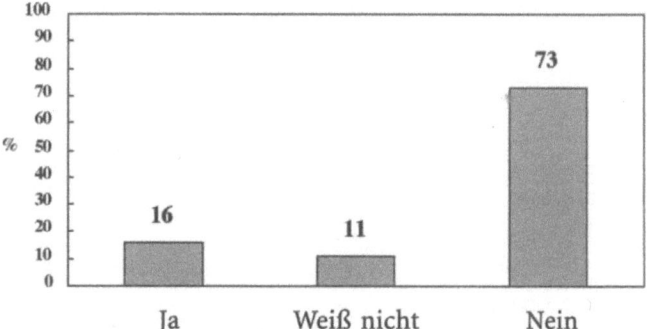

Zu 5) *Sollte bei Darstellung von Bandstrukturen (Lig. alaria) die Feldstärke des Magneten 1,5 Tesla und die Schichtdicke maximal 2 mm betragen?*

Bei Darstellung von Bandstrukturen (Ligamenta alaria) sollte die Feldstärke des Magneten 1,5 Tesla und die Schichtdicke maximal 2 mm betragen (41%, keine Konsensbildung).

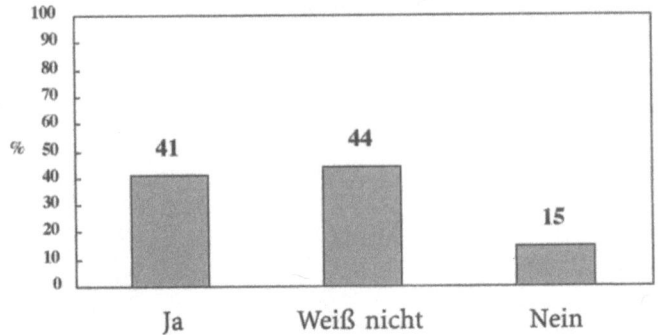

Zu 6) *Ist ein optimiertes Protokoll für die Lig. alaria-MRT mit definierten Vorgaben zu fordern, wenn eine Verkleinerung des vorderen Liquorraumes gefunden wird?*

Für die Darstellung der Ligamenta alaria durch Kernspintomographie ist ein optimiertes Protokoll mit definierten Vorgaben zu fordern, vor allem dann, wenn eine Verkleinerung des vorderen Liquorraumes gefunden wird. Solche Einengungen des vorderen Liquorraumes können auch physiologischerweise auftreten (34%, keine Konsenswichtung).

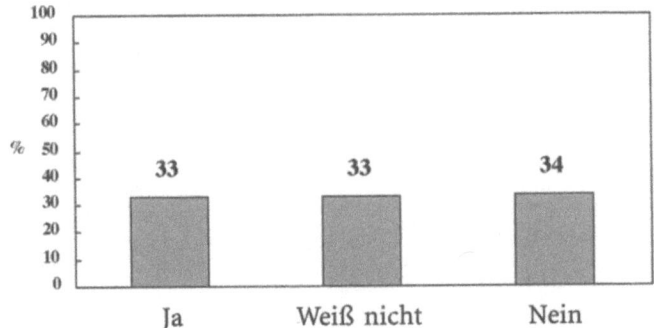

Zu 7) *Kommt es bei einer Schädigung des Lig. alare zu einer Verkleinerung des vorderen Liquorraumes in Drehung?*
Die Verkleinerung des vorderen Liquorraumes bei Drehung des Kopfes ist kein direkter Hinweis für die Schädigung eines Ligamentum alare, weil eine solche Schädigung keine nachgewiesenen Auswirkungen auf die Weite des vorderen Liquorraumes hat (50%, schwache Konsenswichtung).

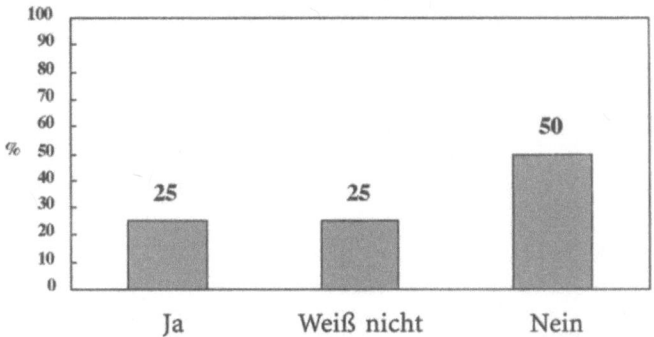

Zu 8) *„Stabilität ist die Fähigkeit, unter physiologischen Belastungen das Alignement zu bewahren, den Körper zu stützen und das Myelon zu schützen." Ist diese Definition (der schweizerischen Arbeitsgruppe um Hawighorst et al.) zutreffend?*
Diese Definition ist nicht zutreffend, weil sie keine morphologischen Daten enthält (38%, keine Konsenswichtung).

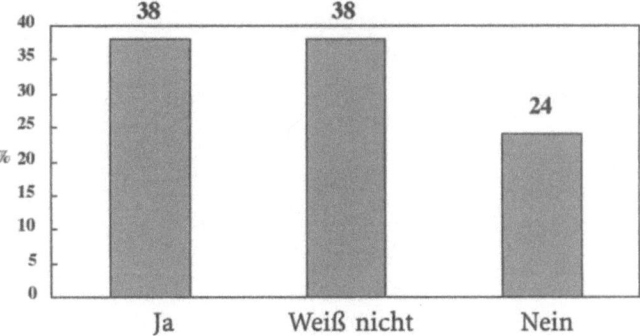

Zu 9) *Ist der Nachweis einer substanziellen Schädigung anatomischer Strukturen aus medizinischer Sicht erforderlich, um die Kausalkette zwischen dauerhaften Beschwerden und dem Unfallereignis zu schließen?*
Der Nachweis substanzieller Schädigung anatomischer Strukturen ist aus medizinischer Sicht nicht zwingend erforderlich, um die Kausalkette zwischen dauerhaften Beschwerden und dem Unfallereignis zu schließen, weil andere Parameter zur Verfügung stehen, die das Vorhandensein von Beschwerden belegen und deren ursächlichen Zusammenhang mit dem Unfallereignis wahrscheinlich machen (78%, deutliche Konsenswichtung).

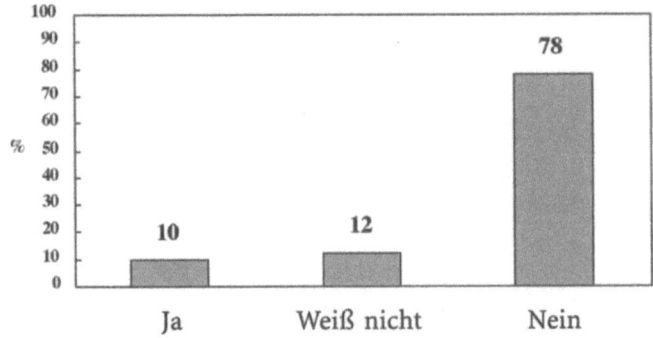

Zusammensetzung der Konsensusgruppe

61% Mediziner
5% Techniker
10% Juristen, Versicherungsfachleute
17% Physiotherapeuten
7% Laien

4 Therapiestrategien

Problemstellung

Bei Fehlen von Diagnosestandards sind unmöglich aus der mangelhaft objektivierten Diagnose nach erlittener HWS-Distorsion wissenschaftlich begründete Therapieformen abzuleiten. Zumeist wird nach dem Motto „eine gestörte Funktion durch mechanische Schonung zu therapieren" verfahren. Ergebnisse der vorgestellten Erhebung (siehe Kapitel 2, Seite 15) machen deutlich, dass zwei Drittel der Betroffenen nach wie vor eine Halskrause verordnet bekommen und nahezu drei Viertel der Patienten Schmerzmittel erhalten. Mobilisations- oder physikalische Maßnahmen werden nur bei jedem fünften Patienten abgegeben.

Wenn sich hinter der HWS-Schleuderverletzung eher eine funktionelle Störung als ein struktureller Schaden verbirgt, dann muss die bisherige Therapie Änderungen erfahren.

Physiologie der Nackenmuskulatur

U. Moorahrend

Will man das Prinzip der durch Muskelkräfte ermöglichten, aufrechten Haltung verstehen, gilt es, sich daran zu erinnern, dass die die Wirbelsäule stützende Muskulatur vielfältigste zentralnervöse Reize verarbeitet, die durch Eingabe aus Mechano- und Propriozeptoren aber auch über die Sinnesorgane stammen, im ZNS mit Willkürsignalen moduliert und zentrifugal geleitet werden.

Da die Muskulatur hauptsächlich zwei Muskelfasertypen besitzt, einzelne Muskeln mehr tonische, andere mehr phasische Anteile und die je nach Überwiegen des einen oder anderen Faseranteiles durch unterschiedlich schnell leitende alpha-Motoneurone versorgt werden, muss die Innervation durch schnell leitende Motoneurone, die den phasisch besetzten Muskel erreichen, ein anderes Informationsniveau besitzen, als die in mehr tonisch besetzten Muskelgruppen, die von langsamer leitenden Motoneuronen innerviert sind.

Während tonische Muskeln zahlenmäßig mehrere Muskelursprünge und -ansätze besitzen, ist das bei phasisch besetzten Muskeln hauptsächlich ein einziger Muskelursprung und -ansatz. An der Wirbelsäule ist das, exemplarisch hervorgehoben, die intertransversale, kurze Muskulatur, die zwischen den Processus transversi ein Segment überschreitet.

Aufgrund von Größe und Länge dieser interspinösen Muskulatur besitzt sie viel weniger Muskelspindeln und andere Mechanorezeptoren, als die mehr tonisch besetzte, langstreckige Muskulatur. Die kurze, intertransversale Muskulatur wird von den schnell leitenden alpha-1-Motoneuronen innerviert.

Langstreckige Muskeln mit slow-twitch-Fasern erhalten andauernde, unterschiedlich starke Innervationsreize, die abhängig von der Körperstellung, dem Vigilanzgrad, akustischen, optischen und thermischen Reize sind. Wird nun eine Willkürbewegung ausgeführt, dann sind es die paarig angelegten, tonisch besetzten, langstreckigen Muskelgruppen, die durch eine Aktivitätsänderung die Bewegung initiieren und ausführen. Ist die gewünschte Ausgangsstellung erreicht, dann werden die Bewegungssegmente durch die kurzstreckige phasische Muskulatur in der gewünschten Endstellung „verriegelt". Die autochthonen, langstreckigen Muskelgruppen regeln die Spannung auf dieses Niveau, anschließend werden die phasischen interspinalen Muskeln in ihrer Haltefunktion „heruntergefahren".

Kommt es zu Bewegungsstörungen – egal welcher Genese – verkürzt die interspinöse Muskulatur, während die paravertebrale, tonisch ausgerichtete, langstreckige Muskulatur abschwächt. Man kennt dieses Phänomen bei dem BWS-kyphotisch, altersbedingten Rundrücken, der auch entsprechende Veränderungen im Röntgenbild mit Sekundärzeichen einer Spondylose, Osteochondrose und Spondylarthrose hat. Klinisch findet man die mehr- und multisegmental entspringenden und ansetzenden langen Rückenstrecker stark abgeschwächt. Eine muskulär geführte Aufrichtung der Brustwirbelsäule ist nicht mehr möglich.

Mit den heutigen diagnostischen Verfahren werden bei den QTF-Stadien I und II keine verletzungsverdächtigen Veränderungen an Knochen, Bandscheiben und Bandstrukturen gefunden.

Eine funktionelle Störung lässt sich muskelphysiologisch erklären:

Es kommt zu einer allgemein akzeptierten, passiven, teilweise aber auch wohl leicht muskulär begleiteten, überschnellen Rückschleuderung des Kopfes. Dieses hat einen massiven Einstrom aus Mechano- und Propriozeptoren von ligamentären, kapsulären Strukturen und Muskelansätzen zur Folge. Der ungewollten überschnellen Bewegung geht eine reziproke Gegenbewegung des gesamten Körpers und ein überstarkes akustisches Phänomen (Crash-Geräusch) voraus. Die überschnelle Kopfbewegung nach rückwärts ist zum anderen eine Bewegung entgegen der bisherigen Fahrtrichtung. Im Augenblick der Heckkollision werden also auf mehreren Informationsebenen mechanische und sensorische Reize dem Hirnstamm vermittelt. Da die Halswirbelsäule als nachgeordnetes „Sinnesorgan" eingestuft wird, das auch am Reflexgeschehen bei optischen und akustischen Überraschungsphänomenen in Richtung auf den Kopf beteiligt ist und dabei Ausweichbewegungen ausführt, muss das multidimensionale Geschehen einer

Heckkollision muskuläre Reaktionen zur Folge haben. Die überschnelle Rückführung und Retroflexion der Halswirbelsäule macht als Gegenantwort eine rasche Aktivierung interspinöser Muskeln. Dieses ist eine reflexartige physiologische Reaktion des Muskels. Da das Ereignis durch weitere Phänomene (optische Eindrücke – Betrachtung der Fahrzeuge, Auseinandersetzung mit dem Unfallereignis) andauert, besteht die Hyperaktivität der interspinösen Muskulatur fort. Ausdruck ist eine im seitlichen Röntgenbild der HWS erkennbare, lineare Ausrichtung der Halswirbelkörper untereinander. Die langstreckige Muskulatur, die Nacken und Rücken willkürmotorisch „bedient", ist nicht in der Lage, diese extreme Schonhaltung lange beizubehalten, sie reagiert daher mit einem Muskelhartspann. Erst mit Aufbau des Muskelhartspanns in der tonischen Nacken-Rücken-Muskulatur nimmt die Spannung der interspinösen Muskulatur ab. Das ist der Zeitpunkt, an dem der Betroffene Schmerz wahrnimmt.

Erfolgt nun eine „Ruhigstellung" mit Schanz'scher Halskrawatte, die keine Ruhigstellung, sondern eine Rücknahme aktiver Kopfbewegungen zur Folge hat, wird der Tonus der interspinösen Muskulatur hochgehalten, der der langen Rücken- und Nackenstreckmuskulatur normalisiert sich hingegen. Dieses Phänomen wird von dem Träger der Halskrawatte als angenehm empfunden. Das Tragen der Krawatte triggert jedoch das Anhalten einer muskulären „Fehlsteuerung", Folge: die Rückenstrecker schwächen ab, die interspinöse Muskulatur verkürzt. Es resultiert eine Einbuße aktiver Beweglichkeit – zumeist unter Schmerzen. Dabei ist interspinöse Muskulatur derjenigen Segmente betroffen, die zum Zeitpunkt des Unfalles mechanisch besonders in Mitleidenschaft gezogen wurden. In diesen betroffenen Segmenten findet dann der manualmedizinisch Untersuchende einen Bewegungsverlust, der als Gelenkblockade oder Hypomobilität eines Gelenkes beschrieben wird.

Unterstellt man die Richtigkeit dieser Annahme, ist die logische Konsequenz, die traumatisch bedingte Muskelfunktionsstörung schnellstmöglich zu beheben. Es gilt, frühestmöglich das Tragen der Krawatte aufzugeben. Ein qualifiziertes, physiotherapeutisches Behandlungsregime, das eine segmentale Mobilisation der einzelnen Bewegungssegmente, eine Dehnung der cervico-occipitalen, kurzen Hinterhauptsmuskeln sowie eine rhythmische Beanspruchung der cervico-thorakalen und auch seitlichen Hals- und Schultermuskeln bewirkt, ist aufzunehmen.

Degenerative Vorveränderungen, die bereits vor dem Unfallereignis deutliche funktionelle Beeinträchtigungen zur Folge hatten, haben natürlich andere Eingangsbedingungen für eine solche Fehlregulation und Fehlsteuerung. Das bedeutet, jedes HWS-Schleudertrauma ist in seinem Erscheinungsbild und seiner Ausprägung so individuell wie die biologischen, mechanischen und physiologischen Vorbedingungen des Kopf- und Halswirbelsäulenabschnittes des Betroffenen.

Der nachweisbasierte Beweis für die muskelphysiologischen Details ist nur durch Vergleich von frühfunktionell Behandelten mit „traditionell" Behandelten zu führen. Das Gesagte zur Muskulatur des Nackens ist in

Grundlagenforschungen der Muskelphysiologie belegt. Wenn diese Grundlagen übertragen werden, muss die Forderung lauten:

- Es bedarf einer frühfunktionellen Behandlung dieser Funktionsstörung.
- Es bedarf eines „Therapiealgorithmus".
- Chronifizierungsphänomene sind mitbegründet in körpereigenen, biologischen, individuellen Vorgaben, die unfallunabhängig zum Zeitpunkt des Ereignisses vorbestanden.
- Den Unfall und die Höhe des Mitwirkungsgrades bei Entstehung dieser Dysfunktionen gilt es, für jeden Einzelfall gesondert, anhand möglichst vieler objektiver Einzeldaten abzuschätzen.

Therapieschemata nach HWS-Distorsion

▪ Prospektive Studie über den Einfluss ärztlicher Aufklärung und „Selbstbehandlung" auf den Erfolg der Therapie

A. BADKE

Zunächst drei Vorbemerkungen zu den Therapiestrategien bei der HWS-Distorsion, Schweregrad I und II nach Quebec Task Force (QTF):

- Es geht um den Patienten mit einer „Verletzung" der HWS. Es geht nicht um den Menschen mit Schmerzensgeldansprüchen, den Probanden späterer Gerichtsgutachten.
- Der Grundsatz „vor der Therapie steht die Diagnose" gilt unverändert. Im Fall der HWS-Distorsion gilt dieser Satz nur sehr eingeschränkt. Niemand kann heute behaupten, dass er das pathomorphlogische Substrat der Verletzung kennt, schon gar nicht nach Erstdiagnostik in einer Praxis oder Notfallambulanz.
- Der menschliche Körper ist in der Lage, eine Unzahl von Erkrankungen und Verletzungen zur Ausheilung zu bringen, ohne dass irgendeine Therapie durchgeführt wird – im Fall der Beschleunigungsverletzung der HWS oft sogar, obwohl vielfältige Therapien durchgeführt werden.

Da gegenwärtig wenig über die Pathophysiologie bekannt ist, bedarf es zur Erarbeitung eines Therapiekonzeptes einer Arbeitsdefinition der Verletzung. Es wird eine Vielzahl von Begriffen verwandt, die das Krankheitsbild beschreiben. Beispielhaft sind hier zu nennen: „Schleudertrauma", „Beschleunigungsverletzung", „soft tissue neck injury", „posttraumatisches Zervikalsyndrom" usw. Die letzte beschreibt die zu einem Syndrom zusammengefassten klinischen Symptome nach einer Beschleunigungsverletzung, also Nackenschmerzen, Kopfschmerzen, vegetative Begleitsymptome, etc. Da die Therapie sich ebenfalls an der Anamnese und am klinischen Erscheinungsbild orientiert, sind diese Begriffe als Grundlage für die Arbeitsdefinition am besten geeignet. Für die folgenden Bemerkungen zum therapeutischen Vorgehen soll daher folgende Arbeitsdefinition der HWS-Distorsion gelten:

▪ „Posttraumatisches Zervikalsyndrom ohne in der Akutdiagnostik morphologisch fassbare Verletzung der Halswirbelsäule."

Es wird eine kaum übersehbare Menge an möglichen pathopysiologischen Grundlagen der Beschwerden diskutiert. Kaum ein Teil des Organs Halswirbelsäule, der nicht in irgendeiner Form für die Entstehung chronischer Beschwerden verantwortlich gemacht wird. Da es jedoch keine allgemein anerkannte pathopyhsiologische Erklärung gibt, sind auch die Therapieansätze auf dieser Basis nicht zu standardisieren. Die 1995 publizierte Literaturanalyse der Quebec Task Force on Whiplash-associated disorders [7] hat gezeigt, dass sich von den über 10 000 erfassten Publikationen wenige mit konservativen therapeutischen Maßnahmen befassen. Dies zeigt, dass im Verhältnis zu der Vielzahl der durchgeführten Therapieformen nur wenige bezüglich ihres Effektes ausreichend evaluiert sind. Die zunehmende Zahl an Patienten mit Langzeitbeschwerden und nicht zuletzt die nicht unerhebliche versicherungsrechtliche und volkswirtschaftliche Bedeutung dieser Verletzung verlangt jedoch eine Standardisierung, Überprüfung und Optimierung der Primärtherapie.

Folgende Ausgangshypothesen lagen nachfolgender Therapiestudie zugrunde:

▪ Die Beschleunigungsverletzung führt zu einer Funktionsstörung des Gesamtorgans HWS mit muskulärer Dysbalance, ohne dass eine genaue therapierelevante Lokalisation des schmerzauslösenden Geschehens möglich ist.
▪ Ausdruck der Funktionsstörung des Bewegungssystems Halswirbelsäule ist der subjektiv vom Verletzten empfundene Schmerz.
▪ Die Intensität der Therapie, deren Ziel die Linderung der Schmerzsymptomatik ist, kann am sinnvollsten vom Patienten selbst gesteuert werden.

Der positive Effekt einer physiotherapeutischen Behandlung nach HWS-Distorsion wurde in mehreren Publikationen [2–4] dargestellt. Dieser Effekt hängt jedoch wesentlich von der korrekten Durchführung der Übungen ab. Es wurde daher versucht, in dem vorgestellten Konzept die Aspekte

▪ „Eigenverantwortlichkeit des Patienten",
▪ „fachlich korrekte Durchführung der Therapie" und
▪ „engmaschige ärztliche Überwachung"

zu kombinieren. Pragmatischerweise wurde abseits der Erklärungstheorien als therapeutisches Zielkriterium die subjektive Beeinträchtigung des Patienten durch den Schmerz und die dadurch bedingte Funktionseinschränkung herangezogen.

Resultierender Behandlungsablauf

Im Rahmen der Erstdiagnostik wurden knöcherne oder ligamentäre Verletzungen nativradiologisch ausgeschlossen. Bei anamnestisch und klinisch begründetem Verdacht auf eine segmentale Instabilität erfolgte deren Ausschluss mittels Funktionsaufnahmen unter Durchleuchtung.

Die Patienten wurden, wohl wissend, dass hierdurch keine mechanische Ruhigstellung erreichbar ist, mit einer Schanz'schen Krawatte versorgt. Dass das langfristige Tragen einer solchen Krawatte per se schädlich ist, darf als nachgewiesen gelten. In den Voruntersuchungen zeigte sich jedoch, dass die nachträglich vom Hausarzt verschriebene Krawatte in zahlreichen Fällen zu einer subjektiv empfundenen Beschwerdelinderung führte. Da das subjektive Wohlbefinden nach der Verletzung im Vordergrund unserer Bemühungen stand, wurde für die Studienphase dazu übergegangen, die Krawatte zu verordnen und den Patienten darüber aufzuklären, dass diese spätestens nach 7 Tagen abtrainiert sein sollte.

Außerdem wurde eine analgetische Medikation verordnet. Die Bedeutung einer adäquaten Analgesie in den ersten Stunden und Tagen nach dem Unfall kann nicht genug hervorgehoben werden.

Die Patienten erhielten einen Termin zur einmaligen physiotherapeutischen Übungsbehandlung am nächstmöglichen Arbeitstag. Anlässlich dieser Behandlung wurden die vom Patienten selbst durchzuführenden Übungen erklärt und eingeübt. Zusätzlich erhielt der Patient einen Anleitungsbogen. Dieser enthielt einfache Übungen zur Koordinationsschulung und Stabilisierung der Halsmuskulatur. Gleichzeitig wurde hierbei das Gesamtkonzept erklärt und so der Erwartungshaltung des Patienten nach fremdtätig durchzuführenden Maßnahmen, einer längerdauernden Ruhigstellung etc. entgegengewirkt. Gleichzeitig wurde darauf Wert gelegt, dem Patienten zu vermitteln, dass es sich bei der HWS-Distorsion um eine in aller Regel banale Verletzung mit einer guter Prognose handelte. Die Bedeutung der ersten Informationen, die der Patient vom Arzt oder Physiotherapeuten erhält, für die weitere Prognose sollte nicht unterschätzt werden [5]. Die Schilderung einer schlechten Prognose, die de facto durch epidemiologische Untersuchungen nicht ausreichend belegt ist, kann an sich zu einer Verzögerung der Rekonvaleszenz führen.

Essentiell für den Therapieerfolg ist jedoch die regelmäßige ärztliche Überwachung, so dass bei sich abzeichnender Chronifizierung umgehend eine intensive spezifische klinische, bildgebende und ggf. elektrophysiologische Diagnostik eingeleitet werden kann. Es wurde daher mit dem Patienten besprochen, dass er sich zur weiteren ärztlichen Kontrolle bei seinem Hausarzt vorstellt. Für diesen wurde dem Patienten ein Brief mitgegeben, in dem das Therapiekonzept erläutert wurde. Außerdem wurde ein Wiedervorstellungstermin bei der Studienausführenden 2, längstens 3 Wochen nach Therapiebeginn vereinbart.

Es wurden 45 Patienten mit HWS-Distorsionen QTF I bis III eingeschlossen.

Die erste Nachuntersuchung erfolgte nach durchschnittlich 19 Tagen (13–23). Alle Patienten hatten das Übungsprogramm nach ihren Angaben 1–3-mal pro Tag selbstständig durchgeführt. Keiner hatte zusätzliche Therapie verordnet bekommen. Die Patienten gaben an, die Schanz'sche Krawatte nach durchschnittlich 7 Tagen abtrainiert zu haben. Die mittlere Differenz der subjektiven Beschwerdeeinschätzung lag bei 3,7 Punkten Verbesserung (VAS von 0–10). 23 Patienten waren vollständig beschwerdefrei. 16 Patienten schätzten ihre Beschwerden zwischen 1 und 2 ein. Bei klinisch unauffälligem Befund wurde von weiteren Untersuchungen abgesehen. Die Patienten führten weiter das Übungsprogramm durch.

Bei der zweiten Nachuntersuchung nach durchschnittlich 4 Wochen waren weitere 10 Patienten beschwerdefrei. Von den übrigen 12 beklagten 6 noch gelegentliche Kopfschmerzen, benötigten jedoch keine Therapie.

6 Patienten gaben Schmerzen größer 2 an. Bei diesen Patienten erfolgte eine fachneurologische Untersuchung und eine Kernspintomographie der HWS. In keinem Fall konnten unfallbedingte Schäden objektiviert werden. 5 Patienten erhielten eine krankengymnastische Übungsbehandlung. Ein Patient lehnte die fremdtätige Physiotherapie ab und führte weiterhin das Übungsprogramm durch.

6 Monate nach dem Unfall konnte bei 41 Patienten (91,1%) eine dritte Nachuntersuchung durchgeführt werden. 7 Patienten gaben noch leichte, gelegentlich auftretende Kopfschmerzen an. In keinem Fall jedoch war eine weitere Therapie erforderlich. Keiner dieser Patienten war in seinem täglichen Leben eingeschränkt oder gar arbeitsunfähig.

Die Ergebnisse dieser prospektiven Studie zeigen, dass die Akzeptanz der eigenverantwortlichen Therapie bei fachangeleiteter Einführung entgegen der Erwartungen hoch war. Nur in drei Fällen wurde in der Primärphase eine zusätzliche Therapie durchgeführt. Die Schanz'sche Krawatte wurde von den Patienten in 80% der Fälle selbstständig abtrainiert.

In der Quebec-Cohort-Studie lag die Rate der Patienten mit Restbeschwerden nach Beschleunigungsverletzung nach 6 Monaten bei 13% [7]. Demgegenüber berichteten Norris und Watt in ihrer Studie über eine Rate von 30%, Galasko von 25,1% [1, 6]. In unserer Studie lag die Quote der Patienten mit länger als 6 Monate andauernden Beschwerden bei einer Nachuntersuchungsquote von 91,1% bei 15,5%. In keinem dieser Fälle war jedoch eine fremdtätige Therapie erforderlich, da die Patienten bei auftretenden Beschwerden das primär erlernte Übungsprogramm erfolgreich durchführten.

Die Ergebnisse zeigen, dass die nach Anleitung selbstständig durchgeführte Physiotherapie bei adäquater ärztlicher Überwachung ein sinnvolles Instrument in der Primärtherapie nach Beschleunigungsverletzungen der Halswirbelsäule darstellt.

Zusammenfassung:
▪ Die Erstinformation des Patienten muss adäquat sein. Eine durch nichts zu belegende Schilderung von häufig auftretenden Langzeitbeschwerden

(„Wissen Sie, ich hatte Patienten, die hatten jahrelang starke Schmerzen, aber vielleicht haben Sie ja Glück") hilft niemandem.

▓ Eine ausreichende Analgesie in den ersten Tagen nach dem Unfall ist von entscheidender Bedeutung.

▓ Eine Ruhigstellung der HWS muss so kurz wie möglich gehalten werden.

▓ Die funktionelle Behandlung muss so schnell wie möglich beginnen.

▓ Je weniger fremdtätige Therapie, desto besser!

▓ Eine engmaschige ärztliche Überwachung und eine gute Kooperation von Arzt und Physiotherapeut ist für eine sinnvolle Therapie unbedingt erforderlich.

Die Therapie chronifizierter Beschwerden stellt nach wie vor eine große Herausforderung für alle Beteiligten dar. Es gibt hier keine Patentrezepte. Auch gültige Therapieschemata existieren nicht. Welches konservative Therapieregime zum Erfolg führt, kann nur im Einzelfall entschieden werden. Die Therapie sollte jedoch in jedem Fall multimodal sein, d.h. medikamentöse Therapie, Physiotherapie, psychologische Behandlung zur Verbesserung der Schmerzverarbeitung, soziale Beratung zur Wiedereingliederung in das soziale Umfeld etc. umfassen. Welche Technik der Physiotherapie zum Erfolg führt, kann ebenfalls nur im Einzelfall beurteilt werden, wobei zu beachten ist, dass Physiotherapie zu einer Abhängigkeit des Patienten von „seinem" Therapeuten führen kann. In Ausnahmefällen können auch operative Maßnahmen bei chronifizierten Beschwerden nach Beschleunigungsverletzung angezeigt sein, wobei in diesen Fällen strukturelle Läsionen der HWS nachgewiesen werden müssen. Bis man in der Lage sein wird, Patienten mit chronifizierten, zum Teil erheblichen Beschwerden nach Beschleunigungsverletzung der HWS ein standardisiertes Therapieschema anzubieten, ist noch viel Forschungsarbeit zu leisten.

▓ Aktive Physiotherapie der HWS-Beschleunigungsverletzung

M. Kramer

Der Erfolg von Physiotherapie hängt im Wesentlichen von 3 Faktoren ab: den medizinischen Daten, auf die sich ärztliches Handeln stützt, den sozioökonomischen Möglichkeiten und den Ablaufstrukturen eines Behandlungsfalles. Im folgenden Beitrag sollen diese drei Bereiche kurz dargestellt werden.

Medizinischer Hintergrund

Erstmals wurde durch die Quebec Task Force (QTF) 1995 Literatur systematisch aufgearbeitet [12]. Weiterhin wurden Metaanalysen der Literatur, die sich mit der Therapie von HWS-Beschleunigungsverletzungen beschäftigen in jüngster Zeit mehrfach veröffentlicht [1–11]. Die Ergebnisse aller Arbeiten gleichen sich in Ihren Aussagen sehr. Es wird kritisiert, dass nur wenige Studien vorliegen und davon nur die wenigsten ausreichende Qualitätskriterien erfüllen um zur Meinungsbildung beizutragen. Häufig wurden Therapiekombinationen untersucht, so dass der Effekt nicht einer Anwendung zugeordnet werden kann. Trotz systematischer Aufarbeitung der Literatur wurden Risikofaktoren bis heute nicht diskutiert. So wurden z. B. die Patientenkollektive in keiner einzigen Arbeit klassifiziert. Es gibt auch keine Daten ob das Geschlecht oder das Alter eine Rolle auf den Therapieverlauf ausüben. Weiterhin ungeklärt ist ob Verletzungen der oberen HWS und der unteren HWS gleiche Heilungsraten und Verläufe haben. Deshalb beschränken sich die Aussagen aller Studien auf folgende Konsensempfehlungen.

Ruhe und Halskrausen waren in allen Studien anderen Therapieformen unterlegen. Deshalb können sie nicht empfohlen werden. Frühe Aktivität (Return to work) und aktive Physiotherapie waren meistens ihren Vergleichsgruppen in den Studien überlegen und sollten deshalb bevorzugt werden. Dabei kann aktive Physiotherapie von TENS über Manuelle Therapie bis zu einem multimodalen Therapiekonzept alles sein. Verglichen mit Spontanverläufen haben sich jedoch keine signifikanten Unterschiede gezeigt, weshalb die QTF soweit ging, zu empfehlen, keine Physiotherapie mehr zu verordnen.

Was bedeutet „kein signifikanter Unterschied"? Betrachtet man die Verläufe der Schmerz-Scorepunkte auf einer Visuellen Analog-Skala von 0–100 (bei den Studien, die dies angegeben haben), so fällt auf, dass nach 8 bis 27 Wochen der mediane VAS-Wert fast aller Spontanverläufe zwischen 20 und 40 liegt. Betrachtet man Gruppen, die Physiotherapie erhalten haben, liegt der VAS-Wert im gleichen Zeitraum zwischen 10 und 20.

Ein Trend ist somit durchaus sichtbar und es ist zu erwarten, dass bei einer genügend großen Fallzahl der Unterschied auch signifikant wird. Die jetzigen Daten reichen jedoch nicht aus, um einen Unterschied mathematisch deutlich zu machen.

Es wurde eine eigene Therapiestudie durchgeführt. Verglichen wurden 2 Tage mit 10 Tagen Ruhigstellung und Aktive mit Passiver Physiotherapie. Die Ergebnisse: Bezüglich der Ruhigstellung ergaben sich keine Unterschiede für Bewegungsumfang, Disability und Schmerz-Score. Der Vergleich aktive gegenüber passive Physiotherapie ergab auch keine Unterschiede für Bewegungsumfang und Disability jedoch einen signifikanten Unterschied in der Schmerzsymptomatik zu Gunsten der Aktiven Physiotherapie. Die Risikofaktoren Alter, Geschlecht und Lokalisation zeigten keinen Einfluss auf die Therapie. Die Klassifikation und somit der Schweregrad jedoch sehr wohl. 370 Patienten mit Grad I heilten innerhalb von 8 Wochen ohne Therapie. Von 64 Grad-II-Patienten hatten nach 6 Monaten noch 8 Patienten minimale Restbeschwerden (12,5%). Arbeitsunfähigkeit bestand bei keinem.

Sozioökonomischer Rahmen

Der finanzielle Hintergrund dürfte nach der dritten Reformwelle und Einführung des Heilmittelkataloges klar sein. Betrachtet man aus wirtschaftlicher Sicht die Ziele der Physiotherapie, so können alle Patienten in zwei Gruppen geteilt werden, die ausheilenden und die chronischen Schmerzverläufe. Die erste Gruppe profitiert von einer Verkürzung der Heilungsphase und die zweite Gruppe sollte durch die Therapie möglichst klein gehalten werden. In Anbetracht der geringen Unterschiede im Therapieverlauf zwischen Physiotherapie und Spontanverlauf ist die Frage, ob sich der finanzielle Aufwand überhaupt lohnt. Deshalb müssen die Kosten für Physiotherapie den eingesparten Geldern durch eventuell kürzere Arbeitsunfähigkeitszeiten gegenüber gestellt werden. Dann kann man entscheiden, ob man diese Therapie leisten kann bzw. sollte oder nicht. Wirtschaftliche Analysen zur Effektivität von Physiotherapie der HWS-Beschleunigungsverletzung liegen jedoch nicht vor.

Ablaufstrukturen

Bei der Organisation der hier vorgestellten Therapiestudie wurde im Vorfeld intensiv mit drei großen Physiotherapiezentren über die Therapieprogramme und den Ablauf diskutiert. Dabei fiel auf, welche Schwierigkeiten im System versteckt sind. Bis heute hat niemand weder in der Literatur noch in der Diskussion darauf hingewiesen, welchen Einfluss diese organisatorischen Gegebenheiten auf den Therapieerfolg haben.

An der Therapie sind drei Personen beteiligt: der Patient, der Physiotherapeut und der Arzt. Zu keinem Zeitpunkt der Therapie besprechen sich alle drei gemeinsam, um eine Strategie festzulegen. Zu Beginn untersucht der Arzt den Patienten und führt Diagnostik durch, stellt eine Diagnose und trifft Therapieanweisungen. All diese Informationen werden auf einem Rezept auf die Worte „Schleudertrauma, 6× KG" reduziert. Beim Physiotherapeuten erneute, eher manuell ausgerichtete Diagnostik. Welche Therapie durchgeführt wird, hängt unter anderem von der fachlichen Qualifikation, der praktischen Erfahrung und dem Zeitspektrum des Physiotherapeuten ab. Auch der Patient bestimmt teilweise über seine Therapie indem er Übungen ablehnt und dafür Massage und Fango bevorzugt. Deshalb wurde im Rahmen einer Fragebogenaktion versucht, zu diesen Problemen Informationen zu erhalten. Einige der Ergebnisse werden im Folgenden dargestellt:

1. Behandlung
Bei der Frage „Wer behandelt HWS-Patienten?" fällt auf, dass Allgemeinmediziner und Internisten eine große Anzahl chronischer HWS-Patienten behandeln. Hieraus kann geschlossen werden, dass eine nicht unerhebliche Zahl von Patienten mit langwierigen HWS-Problemen nicht von dem qualifizierten Facharzt, sondern vom „Allrounder" behandelt wird. Die Gründe

sind vielfältig. Das Interesse an diesem Patientengut ist in der Ärzteschaft insbesondere bei den „Spezialisten" gering.

2. Informationsaustausch
Der komplette Informationsaustausch zwischen Arzt und Therapeut beschränkt sich praktisch auf das Rezept. Von Physiotherapeuten sind jedoch folgende Informationen intensiv gewünscht:
▪ Lokalisation,
▪ Belastungsgrad,
▪ exakte Diagnose,
▪ Vordiagnostik.
Leider stehen sie fast nie auf dem Rezept.

3. Ruhigstellung
Hierzu gibt es gute Daten, die eine möglichst kurze Ruhigstellung befürworten. Die Information ist im Allgemeinen weit verbreitet, trotzdem würden ca. 20% der Ärzte und ca. 30% der Physiotherapeuten länger als 7 Tage ruhigstellen.

4. Art der Therapiemaßnahmen
Im akuten Fall dominieren Muskeltechniken (72,3%) und mobilisierende Gelenktechniken (60,6%). Die mobilisierenden Gelenktechniken müssen kritisch betrachtet werden, da der Unfallmechanismus und biomechanische Untersuchungen uns als Ursache der Beschwerden Instabilitäten vermuten lassen. Stabilisierende Techniken werden hingegen nur bei 23% der Patienten angewandt.

5. Dominanz des Patientenwunsches
Diese Frage wurde gestellt, um den Einfluss des Patienten auf seine Therapieform herauszufinden. Aktive Physiotherapie ist passiven Maßnahmen überlegen. Patienten kommen jedoch ohne dieses Wissen mit ihren eigenen Vorstellungen zur Therapie. Häufig wird der Wunsch nach Massage geäußert. 50% der Physiotherapeuten bejaht die Frage, in 20% der Patienten und 40% der Physiotherapeuten passiert dies im Durchschnitt bei jedem zweiten Patienten und 2,5% gibt zu, sich bei jedem Patienten dessen Wunsch zu beugen. Insgesamt bestimmen somit 29,7% der Patienten ihre Therapieform selbst.

Schlussfolgerung

Randomisierte und kontrollierte Studien müssen in der Zukunft medizinische und wirtschaftliche Daten liefern, um das Informationsdefizit zu beseitigen. Bis zu diesem Zeitpunkt kann jeder Patient, Physiotherapeut und Arzt durch Mithilfe bei Verminderung der angesprochenen Organisationsprobleme auch kurzfristig zu einer Verbesserung der Therapieinhalte-/abläufe von HWS-Beschleunigungsverletzungen beitragen.

Zusammensetzung des Expertenteams

BADKE, Dr. med. Andreas, Facharzt für Chirurgie/Unfallchirurgie, Oberarzt der Abteilung für Querschnittgelähmte, Orthopädie und Rehabilitationsmedizin der Berufsgenossenschaftlichen Unfallklinik, Schnarrenbergstraße 95, 72076 Tübingen

BELZL, Harry, Leitender Physiotherapeut der Berufsgenossenschaftlichen Unfallklinik, Schnarrenbergstraße 95, 72076 Tübingen

KRAMER, Dr. med. Michael, Unfallchirurgische Klinik im Universitätsklinikum Ulm, Steinhövelstr. 9, 89075 Ulm

MOORAHREND, Dr. med. Uwe, Facharzt für Chirurgie und Unfallchirurgie, Facharzt für Physikalische und Rehabilitative Medizin, Ärztlicher Direktor der Fachklinik Enzensberg, Höhenstraße 56, 87629 Hopfen am See

Katalog der kontrovers diskutierten Fragen

1. Macht die Schanz'sche Halskrawatte Sinn in der Behandlung von muskulären Dysbalancen nach Trauma?
2. Verlangt eine frühfunktionelle Behandlung zur Ausschlussdiagnostik ein Kernspin?
3. Sind Techniken der isometrischen Anspannung und postisometrischen Relaxation in der Behandlung muskulärer Funktionsstörungen der Nackenmuskulatur sinnvoll?
4. Ist eine segmental leicht mobilisierende, krankengymnastische Behandlung muskeltonusbeeinflussend?
5. Verlangt ein höherer Schweregrad der Verletzung bzw. die primäre Beschwerdesymptomatik eine andere konservative Therapie?
6. Gibt es Gründe (z.B. organisatorischer Ablauf, Ausbildung des Arztes/des Physiotherapeuten, Stand der Wissenschaft), warum die konservative Therapie nicht funktioniert?
7. Spielt Muskelfunktionsbeeinflussung eine Rolle in der Vermeidung chronischer Schmerzsyndrome?
8. Kann eine Muskelfunktionstherapie schmerzfrei durchgeführt werden?
9. Gibt es einen Therapie-Algorithmus?

Beantwortung der einzelnen Fragen mit Antwortenwichtung

Zu 1) *Macht die Schanz'sche Halskrawatte Sinn in der Behandlung von muskulären Dysbalancen nach Trauma?*
Das Tragen der Schanz'schen Halskrawatte macht in der Behandlung von muskulären Dysbalancen keinen Sinn, weil es den muskulären Abbau fördert (66%, schwache Konsenswichtung).

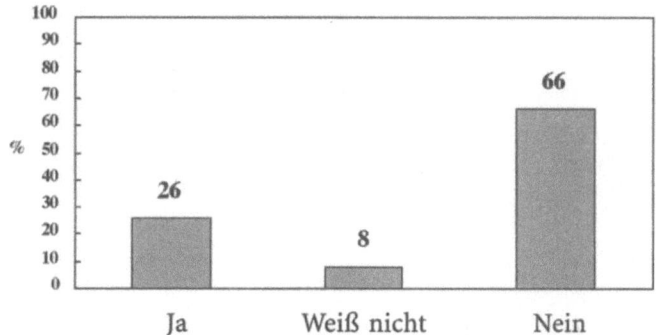

Zu 2) *Verlangt eine frühfunktionelle Behandlung zur Ausschlussdiagnostik ein Kernspin?*
Die Aufnahme einer frühfunktionellen Behandlung bedarf zur Ausschlussdiagnostik keiner vorgeschalteten Kernspintomographie, weil diese keine therapierelevanten Aussagen ergibt (82%, starke Konsenswichtung).

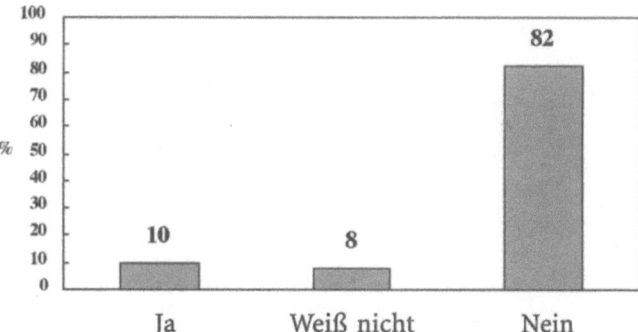

Zu 3) *Sind Techniken der isometrischen Anspannung und postisometrischen Relaxation in der Behandlung muskulärer Funktionsstörungen der Nackenmuskulatur sinnvoll?*

Techniken der isometrischen Anspannung und postisometrischen Relaxation in der Behandlung muskulärer Funktionsstörungen der Nackenmuskulatur während der Frühphase nach Trauma sind nicht sinnvoll, da ein direktes Arbeiten im geschädigten Bereich in der Frühphase nicht erfolgen sollte (75%, deutliche Konsenswichtung).

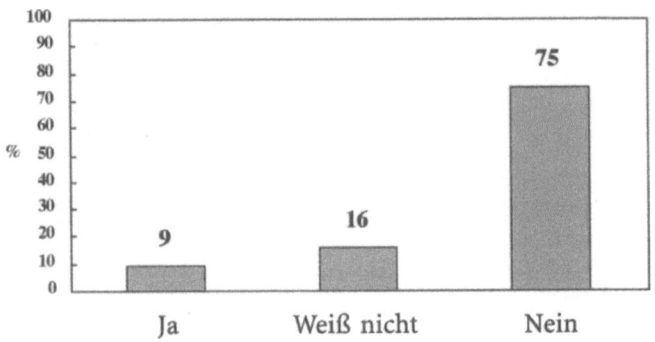

Zu 4) *Ist eine segmental leicht mobilisierende, krankengymnastische Behandlung muskeltonusbeeinflussend?*

Eine segmental leicht mobilisierende, krankengymnastische Behandlung ist muskeltonusbeeinflussend (muskeltonussenkend). Sie kann auch in der Frühphase nach Trauma eingesetzt werden (82%, starke Konsenswichtung).

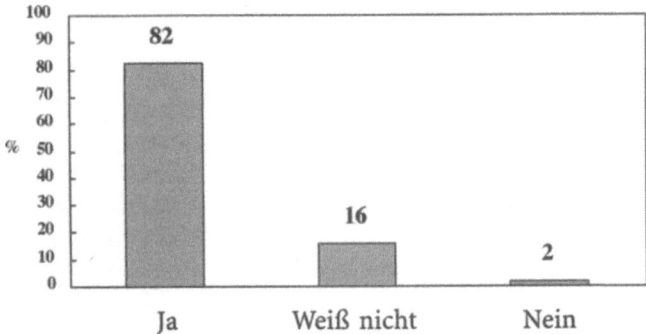

Zu 5) *Verlangt ein höherer Schweregrad der Verletzung bzw. die primäre Beschwerdesymptomatik eine andere konservative Therapie?*
Ein höherer Schweregrad der Verletzung bzw. eine stärkere Beschwerdesymptomatik (Haltungsinsuffzienz des Kopfes, Unmöglichkeit aktiver Kopfbewegungen) bedarf anderer konservativer Schritte, z. B. Ruhigstellung in starrer Halsorthese (89%, starke Konsenswichtung).

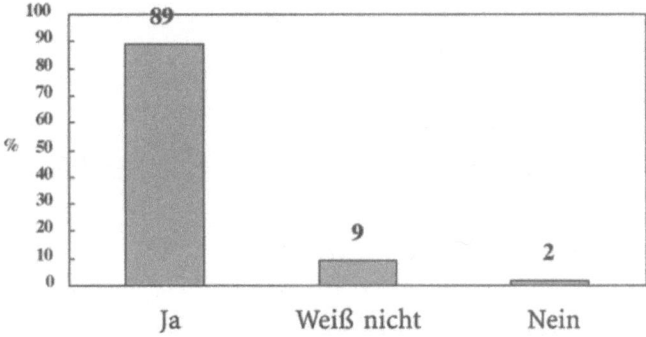

Zu 6) *Gibt es Gründe (z. B. organisatorischer Ablauf, Ausbildung des Arztes/ des Physiotherapeuten, Stand der Wissenschaft), warum die konservative Therapie nicht funktioniert?*
In vielen Details, wie z. B. organisatorischer Ablauf von Diagnostik und Therapie, Ausbildung des Arztes/des Physiotherapeuten, aktueller Stand der Wissenschaft, ist der mangelhafte Erfolg einer konservativen Therapie zu suchen (86%, starke Konsenswichtung).

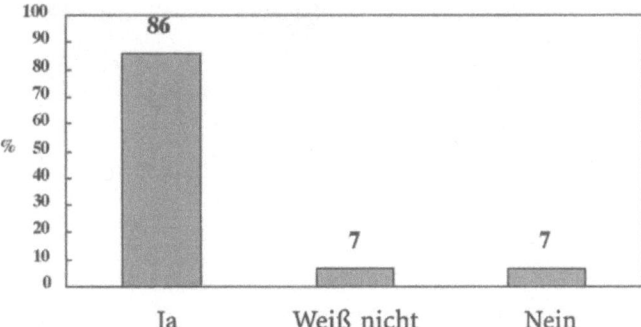

Zu 7) *Spielt Muskelfunktionsbeeinflussung eine Rolle in der Vermeidung chronischer Schmerzsyndrome?*
Die Beeinflussung der Muskelfunktion durch physikalische und/oder physiotherapeutische Maßnahmen hat Einfluss auf die Entstehung chronischer Schmerzsnydrome (61%, schwache Konsenswichtung).

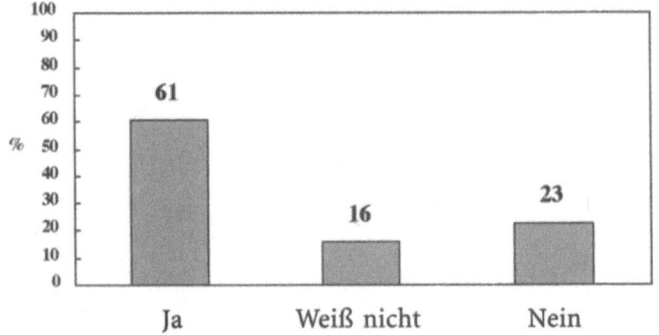

Zu 8) *Kann eine Muskelfunktionstherapie schmerzfrei durchgeführt werden?*
Eine Muskelfunktionstherapie lässt sich schmerzfrei durchführen (40%, keine Konsenswichtung).

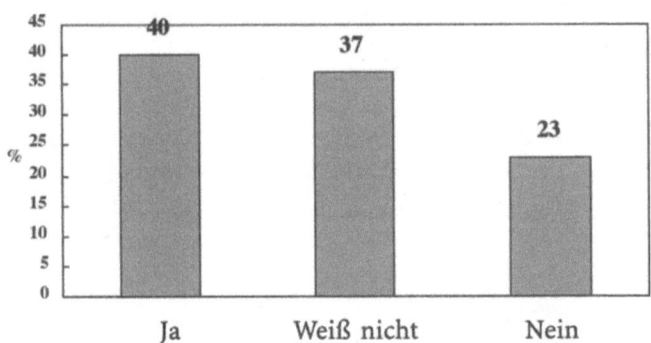

Zu 9) *Gibt es einen Therapie-Algorithmus?*
Für die Schweregrade QTF I und II sollte es einen Therapie-Algorithmus geben, desweiteren sollte vor jedwedem Therapiebeginn ein patientenorientiertes Aufklärungsgespräch stattfinden (72%, deutliche Konsenswichtung).

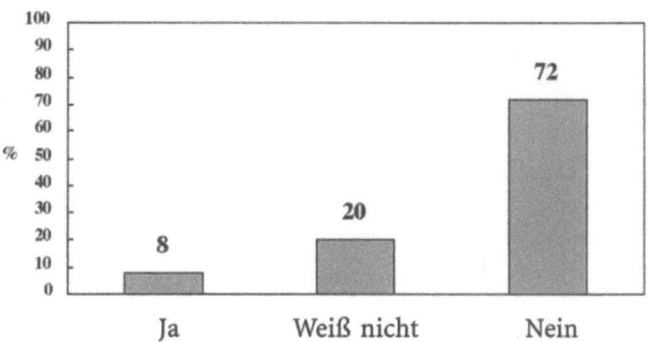

Zusammensetzung der Konsensusgruppe

55% Mediziner
 5% Techniker
18% Juristen, Versicherungsfachleute
16% Physiotherapeuten
 6% Laien

5 OP-Indikation nach HWS-Schleudertrauma

Einleitung

Die neurootologische Diagnostik von unklaren, persistierenden Symptomen nach HWS-Schleudertrauma hat in jüngster Zeit mehr und mehr Akzeptanz durch die Schulmedizin erfahren. Die Untersuchungsergebnisse sprechen zumeist von Störungen oder Fehlverarbeitung optischer Sinneseindrücke im Hirnstamm, die ihre Ursache in Dysfunktionen oder Bewegungsstörungen in den Kopfgelenken haben. Hieraus leiten Neuroorthopäden die Konsequenz ab, einzelnen Betroffenen ein Stabilisationsverfahren für den cranio-cervicalen Übergang oder auch mehretagig an der HWS vorzuschlagen. Gibt es hierzu harte Daten, die eine Entscheidung für oder gegen einen operativen Eingriff erleichtern?

OP-Indikation nach HWS-Beschleunigungsverletzung

M. Arand, E. Hartwig, L. Kinzl

■ Einleitung

Die Häufigkeit von Verletzungen der HWS zeigte im Laufe der vergangenen Jahrzehnte durch die steigende Anzahl hochenergetischer Verletzungsmechanismen einen deutlichen Anstieg. Dennoch liegt die Inzidenz der operativ zu versorgenden Beschleunigungsverletzungen der HWS relativ niedrig. Im Rahmen einer multizentrisch aufgebauten Studie (Quebec-Task Force) wurde eine Häufigkeit von Beschleunigungsverletzungen im Straßenverkehr von durchschnittlich 70 pro 100 000 Einwohner und Jahr ermittelt, je nach Region schwankend zwischen 34 und 141.

In einem 11-Jahreszeitraum von 1990 bis 2001 wurden in der Klinik für Unfall-, Hand- und Wiederherstellungschirurgie der Universität Ulm 216 operative Stabilisierungen der HWS durchgeführt, lediglich 45 davon waren Interventionen nach Beschleunigungsverletzungen.

Die potentielle Invalidisierung von Patienten mit Weichteilverletzungen oder knöchernen Verletzungen nach Beschleunigungsverletzungen der

HWS durch radikuläre und medulläre Begleitverletzungen ist mit 40% deutlicher höher als bei thorakalen und lumbalen Läsionen.

Abgesehen von den morphologisch klar abgrenzbaren und in der nativen Röntgendiagnostik einfach zu erfassenden Verletzungen der HWS haben verfeinerte diagnostische Algorithmen die Erkennung insbesondere von operativ zu therapierenden Weichteilverletzungen verbessert.

Im Folgenden sollen die Operationsindikationen nach Beschleunigungsverletzungen aus unfallchirurgischer Sicht dargestellt werden.

■ Anatomische Grundlagen

Hinsichtlich der Morphologie ist zu unterscheiden zwischen dem atlantooccipitalen Übergangskomplex (C0 bis C2) und der unteren HWS (C3 bis C7), wobei sowohl in der Form der Wirbel wie auch deren Verbindungen zueinander deutliche Unterschiede vorliegen.

Der erste Halswirbel (Atlas) besitzt keinen Wirbelkörper und ist ringförmig aufgebaut. Über zwei laterale Gelenkmassive erfolgt die Verbindung zum Occiput über die Articulatio atlantooccipitalis und zum Axis über die Articulatio atlantoaxialis. Schwachstellen im Wirbel sind der vordere und hintere Bogen.

Der zweite Halswirbel (Axis) besitzt einen Wirbelkörper, welcher nach cranial in den Dens axis übergeht und ventral mit dem vorderen Atlasbogen artikuliert. Frakturgefährdete Areale dieses Wirbels sind die Basis des Dens axis sowie der Isthmus, d. h. der Übergang des Wirbelbogens vom Gelenkmassiv in den Wirbelkörper.

Im Bereich der unteren HWS sind die Wirbel gleichförmig aus einem Wirbelkörper, dem zugehörigen Wirbelbogen und dem bilateralen Gelenkmassiv sowie dem Dornfortsatz aufgebaut. Frakturgefährdete Stellen liegen im Bereich des Wirbelkörpers und in der Region der kleinen Gelenkfortsätze sowie der Wirbelbögen.

Die ligamentären Verbindungen im Bereich der oberen HWS sind die Membrana atlantooccipitalis anterior und posterior sowie die Membrana tectoria, die allesamt ein vergleichbares Dehnungsverhalten und Reißfestigkeit wie die Ligamente im Bereich der unteren HWS aufweisen. Dies betrifft auch die Ligamenta alaria, welche von der Densspitze bilateral in Richtung der Occipitalkondylen verlaufen und das Ligamentum transversum, welches quer zwischen den Massae laterales von C1 verläuft und den Dens axis dorsal einschließt.

Im Bereich der unteren HWS lässt sich der ventrale Ligamentenkomplex mit den Ligg. longitudinale anterius und posterius sowie den Ligg. intertransversaria von dem dorsalen Ligamentenkomplex differenzieren, besteht aus dem Lig. flavum, inter- und supraspinosum sowie der Kapselbänder der Facettengelenke bilateral.

Der anteroposteriore Diameter des Spinalkanals bietet im Bereich der gesamten HWS, insbesondere aber im Areal des occipitozervikalen Übergangskomplexes viel Platz, die autochthone Gefäßversorgung des Rückenmarkes ist im zervikalen Abschnitt gewährleistet durch den Ramus spinalis.

Die sensorische Innervation geht zurück auf afferente Fasern des Spinalnerven, die praktisch jede segmentzugehörige anatomische Struktur innervieren, insbesondere die gesamten diskoligamentären Elemente sowie auch die Facettengelenke sowie die Gelenke des occipitozervikalen Übergangskomplexes.

▪ Biomechanische Grundlagen

Die Segmentbeweglichkeit an der HWS wird determiniert durch die knöcherne Konfiguration der artikulierenden Wirbelpartner sowie durch die Vorgabe von ligamentären Flexibilitäten. Das atlantooccipitale Funktionsgelenk stellt hauptsächlich die Beweglichkeit in Flexion und Extension, während in Seitneigung und axialer Rotation nur eine geringe Funktionalität vorhanden ist. Das atlantoaxiale Gelenk stellt etwa die Hälfte an möglicher axialer Rotation der HWS bereit, Flexion und Extension sowie des Seitneigens in diesem Gelenk ist gering ausgeprägt.

Die untere HWS zeigt segmental ein gleichförmiges Funktionsmuster mit ca. 10° Flexion sowie 10° Extension pro Segment, 10° Seitneigung und 5 bis 10° einseitige axiale Rotation pro Etage.

▪ Diagnostik

Die frühzeitige Erkennung und Dokumentation der zervikalen Verletzung beeinflusst unmittelbar das therapeutische Regime.

Eine genaue Anamneseerhebung liefert bereits Hinweise auf mögliche Läsionen der HWS, so wird z. B. bei einem HWS-Trauma bei Frontalkollision primär der Verletzungsort im dorsalen Wirbelkompartiment, bei einem Trauma durch Heckkollision primär im ventralen Kompartiment zu suchen sein. Patienten mit einem relevanten Schädelhirntrauma (ab II°) haben signifikant häufiger gleichzeitig eine HWS-Verletzung in bis zu 20% der Fälle.

Beim wachen und ansprechbaren Patienten führt eine segmental bezogene Inspektion und Palpation zur Identifikation des betroffenen zervikalen Wirbelabschnittes, des Weiteren können Fehlstellungen, Stufenbildungen sowie Distanzierungen und ein Seitversatz der Dornfortsätze Hinweise auf die spinale Läsion geben. Der Erhebung des neurologischen Status mit radikulärer oder spinaler Läsion kommt eine erhebliche Bedeutung bei der späteren Indikationsstellung zur operativen dekomprimierenden Therapie zu.

Bei Verletzungen ohne eine entsprechende Aufhebung der segmentalen Integrität lassen sich zwar durch eine subtile klinische Untersuchung eventuell pathologische Befunde erheben, deren Interpretation jedoch problematisch ist. Die funktionelle Untersuchung spiegelt lediglich ein subjektiv erlebtes Schmerzmaß wider und gibt keinen Aufschluss über die Schwere einer Segmentläsion. Vergleichbares gilt für die Beurteilung der Wirbelsäulenstatik in der Akutphase.

Im Rahmen einer chronischen klinischen Symptomatik können Ausschaltungstests, die mit Lokalanästhetikum und in Kombination mit einem Kontrastmittel auf ihre korrekte Platzierung unter Durchleuchtung ausgeführt werden, Hinweise auf Beschwerdepotentiale eines Segmentes bieten.

Die radiologische Diagnostik besteht in einer vorgeschalteten Basisuntersuchung der HWS in 2 Ebenen im anteroposterioren und seitlichen Strahlengang, sowie eine Denszielaufnahme durch den geöffneten Mund. In diesen Aufnahmen lässt sich eine entsprechende Beurteilung des Alignement der Wirbelsäule erreichen, zu achten ist auf eine korrekte Darstellung des occipitozervikalen und des zervikothorakalen Übergangs. Bei Überlagerung des zervikothorakalen Übergangs durch den Schultergürtel können Schwimmeraufnahmen die Einsehbarkeit erleichtern, im Falle von geringen anteroposterioren Segmenttranslationen zeigen Foraminaaufnahmen die entsprechenden Facettenstellungen bilateral.

Die Funktionsdiagnostik in Nativtechnik mit Aufnahmen in Inklination und Reklination (Abb. 1 a und b) oder in Seitneigung können auf diskoligamentäre Verletzungen ohne knöcherne Beteiligung und ohne zuvor festgestellte Beeinträchtigung des Alignements hinweisen.

Die Schnittbilddiagnostik der Computertomographie (CT) oder Kernspintomographie (MRI) stellt knöcherne und „soft tissue" Strukturen dar.

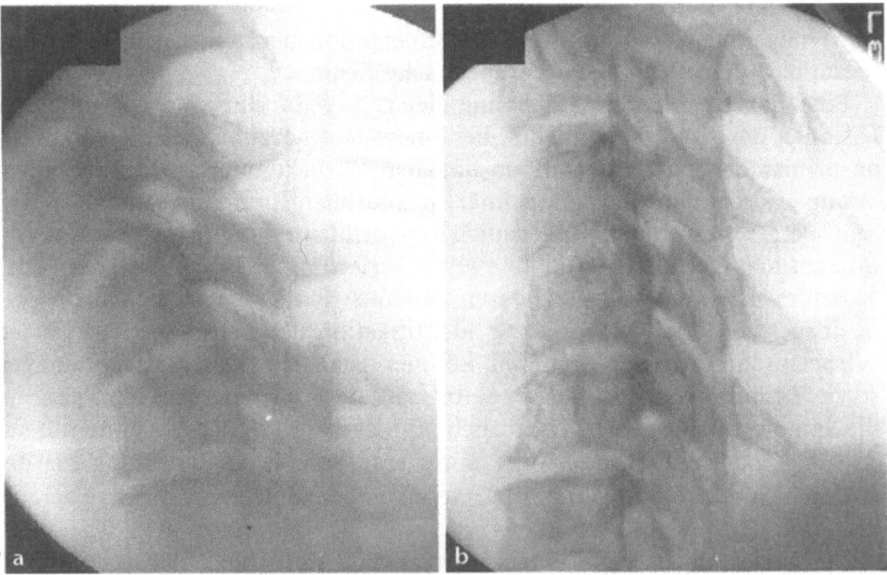

Abb. 1 a, b. Funktionsaufnahme der Halswirbelsäule

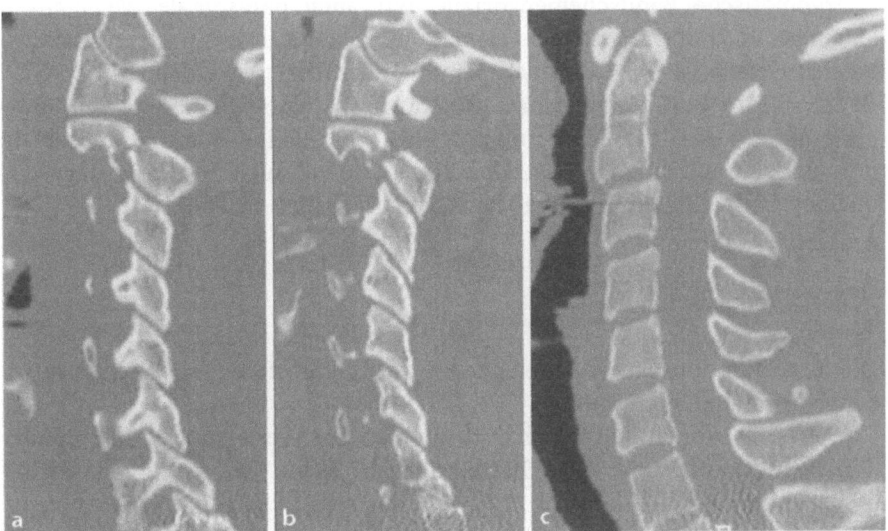

Abb. 2 a–c. Sagittale Rekonstrunktion im CT

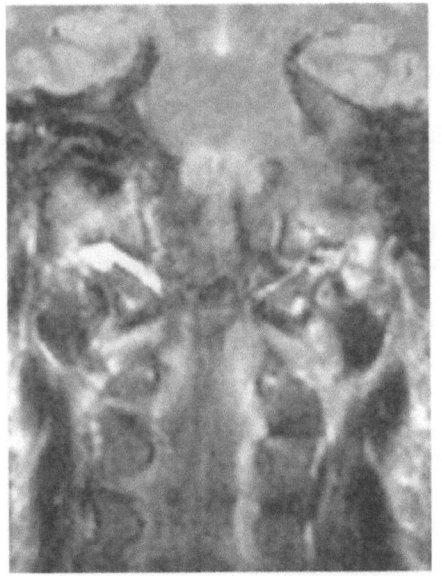

Abb. 3. Einblutungen in die C_0/C_1-Region im MRT

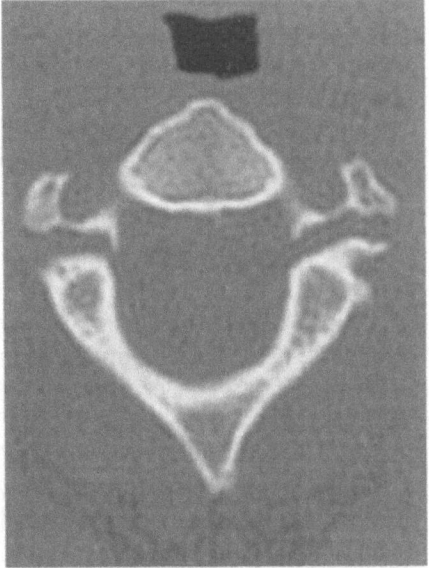

Abb. 4. Beids. Bogenfraktur ohne Dislokation v. C_2

Sie sind frühzeitig bei persistierendem Verdacht einer zervikalen Wirbelsäulenverletzung einzusetzen bzw. dienen als Verlaufskontrolle.

Insbesondere führen sagittale Rekonstruktionsmöglichkeiten auch in konventionell ungenügend dargestellten Regionen im CT zur exakten Beurteilung des Alignements (Abb. 2).

Traumatische Bandscheibenvorfälle, wie auch paraspinale Weichteilverletzungen (z. B. intramuskuläre Hämatome, Einblutungen in die occipitozervikalen Gelenke, Abb. 3) können per MRI identifiziert werden.

Das CT in Funktionstechnik (Rotation) schlüsselt pathologische Bewe-
gungsmuster auf. Die MRI in Funktionstechnik gibt Aufschluss über die
prä- und paramedullären Platzverhältnisse sowie auch Hinweise über segmentale Instabilitäten und über das Diskusverhalten in Funktion.

▪ Verletzungseinteilung

Die Klassifikation der Verletzungen ist zu differenzieren in Weichteilverletzungen und Knochenläsionen.

Weichteilläsionen setzten sich zusammen aus Verletzungen der Bänder,
der Bandscheibe und des Gelenkknorpels sowie die gesamten wirbel-
umgebenden Weichteile.

Die knöchernen Verletzungen des occipitozervikalen Übergangskomplexes nehmen eine eigene Entität bei den Frakturen der HWS ein.

Frakturen des knöchernen Atlasrings sind verhältnismäßig häufig und
können entweder durch den vorderen, oder durch den hinteren Atlasring
sowie auch mit Beteiligung der Massae laterales ablaufen.

Knöcherne Verletzungen des Axis sind zu unterteilen in Dens-Frakturen
und in die traumatische Spondylolisthesis C2 (Isthmusfrakturen C2, Hang-
edman-Verletzungen).

Die Dens-Frakturen, eingeteilt nach Anderson und D'Alonso, verlaufen
durch die Densspitze (Typ I), durch die Densbasis (häufig, Typ II) und
durch den Axiskörper (Typ III).

Die traumatische Spondylolisthesis C2, einzuteilen nach Effendi, zeigt in
ihrer Morphologie eine beidseitige Bogenfraktur ohne Dislokation (Typ I,
Abb. 4), eine Diastase im Bogen mit Angulation im Segment C2/C3 über
10° (Typ II) oder eine Distanzierung C2/C3 im Sinne einer Hyperextensions-
verletzung bzw. Translation im Segment C2/C3 über 3,5 mm (Typ III).

Die Verletzungen der unteren HWS sind einzuteilen in Kompressionsverletzungen des Wirbelkörpers (Typ A), in Flexions-/Distraktionsverletzun-
gen (Typ B, am häufigsten) und in Torsionsverletzungen (Typ C).

Kompressionsverletzungen (Typ A) sind weiter zu unterteilen in Impak-
tionsbrüche (Typ A 1) mit Deckplattenimpressionen oder keilförmigen De-
formationen, in Spaltbrüche (Typ A 2) mit frontaler oder sagittaler Spaltbil-
dung und in Berstungsbrüche (Typ A 3). Die häufigsten Verletzungen der
unteren HWS sind die Typ-B-Verletzungen, insbesondere die transligamen-
täre Flexions-/Distraktionsverletzung mit der intraligamentären Zerreißung
aller Bandverbindungen und möglicher Translation im verletzten Funk-
tionssegment (Verletzungstyp B 1). Eine Rarität im Bereich der HWS sind
transossäre Flexions-/Distraktionsverletzungen (Typ B 2), die einen Frak-
turverlauf entsprechend einer horizontalen Zerreißung des betroffenen
Wirbels zeigen (Chance-fracture). Die Hyperextensionsverletzungen (Typ

B 3) bleiben im Wesentlichen Patienten mit vorbestehenden Grunderkrankungen, wie z. B. einen M. Bechterew oder eine signifikante degenerative Komponente vorbehalten und sind hoch instabil.

Die dritte Verletzungsgruppe sind die im Bereich der HWS relativ seltenen Torsionsverletzungen (Typ C 3) die in ihrer Entstehung mit einer Rotation einhergehen. Im Bereich der HWS zählen zu diesen Verletzungen die einseitige Facettenluxation (Typ C 2).

■ Behandlungsstrategie und Indikationen

Die Schädigung einer funktionellen Einheit der Wirbelsäule bewirkt einen individuell der Verletzung angepassten Funktionsverlust. Die Stütz- und Bewegungsfunktion des Achsenorganes wird beeinträchtigt durch die Deformität (ossärer Schaden) sowie durch die Instabilität (ligamentärer Schaden). Der Verlust der Schutzfunktion der Wirbelsäule bezüglich der neurogenen Strukturen verursacht indirekt oder direkt radikuläre bzw. medulläre Schädigungsfolgen.

Die Ziele der Behandlung von beschleunigungsbedingten Verletzungen der HWS haben zu sein:
- Wiedererlangung von Form und Stabilität,
- Minimierung neurologischer Schäden durch Dekompression,
- Vermeidung chronischer Beschwerden.

In Abhängigkeit vom Schweregrad der Verletzung und insbesondere vom Niveau der Instabilität lassen sich die anzustrebenden Ziele auf konservativem oder operativem Wege erreichen.

Das Entscheidende in der Festlegung der operativen Indikation ist die stabilitätsrelevante Störung der segmentalen Integrität. Zahlreiche biomechanische und klinische Untersuchungen wurden durchgeführt, um die Kriterien der Instabilität, basierend auf einer Ruhediagnostik bzw. einer Funktionsdiagnostik zu quantifizieren.

Die Instabilitätskriterien für den occipitozervikalen Übergangskomplex (Tabelle 1) sowie für die untere HWS (Tabelle 2) sind für verschiedene Untersucher reproduzierbar und klar und eindeutig zu definieren.

Das Ziel der Diagnostik in der Frühphase nach erlittener Beschleunigungsverletzung der HWS muss die Erkennung der Instabilität sein. Operationsindikationen sind prinzipiell auf der Basis nachgewiesener segmentbezogener Instabilitäten zu treffen. Segmentale Veränderungen, wie z. B. „Gefügelockerungen" ohne Nachweis der Instabilität sind konservativ zu therapieren.

Die Indikationsstellung zum operativen Eingriff besteht bei allen zervikalen Wirbelsäulenverletzungen mit
- Instabilität,
- offener Verletzung,

Tabelle 1. Instabilitätskriterien obere HWS

Segment	Qualität	Projektion	Instabilitätszeichen	
ventral	ligamentär	seitlich (nativ)	segmentale Distraktion:	>2mm
			segmentale Translation:	>3,5mm
	ligamentär	a.p. (nativ)	segmentale Translation:	>3,5mm
	ligamentär	CT (funktionell)	segmentale Rotation:	>20°
	ossär	seitlich (nativ)	Kompression WK-höhe	>50%
			Angulation	>10°
			tear drop	
mitte	ligamentär	seitlich (nativ)	segmentale Translation:	>3,5 mm
	ossär	a.p. (nativ)	Pedikeldistanzierung	
	ossär	CT	Frakturbeteiligung Hinterkante	
dorsal	ligamentär	seitlich (nativ)	Distanzierung Proc. spinosi	>3 mm
			Facettenüberlappung	<50%
	ossär	seitlich (nativ)	dislozierte Gelenk- und Bogenfrakturen	
	ossär	a.p./ seitlich (nativ)	dislozierte Densfraktur/Isthmusfraktur	

Tabelle 2. Instabilitätskriterien untere HWS

Segment	Qualität	Projektion	Instabilitätszeichen	
C0–C1	ligamentär	seitlich (nativ)	Distanzvergrößerung:	
			Densspitze-Os occipitale	>5mm
			Translationsschwankung:	>2mm
	ligamentär	a.p. (nativ)	Seitendifferente Distanzierung:	>1mm
	ligamentär	CT (funktionell)	Rotation C0–C1:	>8°
C1–C2	ligamentär	seitlich (nativ)	C1-Bogen (ventral)-Densdistanz:	>3mm
	ligamentär	a.p. (nativ)	Seitendifferente Distanzierung:	>1mm
	ligamentär	CT (funktionell)	Rotation C1–C2:	>45°
C0	ossär	a.p. (nativ)	mono/bilaterale disloz. Kondylenfraktur	
C1	ossär	a.p. (nativ)	Lateraltranslation Gelenkmassive	>7mm
C2	ossär	a.p./ seitlich (nativ)	dislozierte Densfraktur/Isthmusfraktur	

▪ neurologischem Defizit,
▪ Deformität.

Der Zeitpunkt der operativen Behandlung ist unter Berücksichtigung der vorliegenden Begleitverletzungen und der neurologischen Symptomatik festzulegen.

Das Ziel der Diagnostik in der Spätphase nach erlittener Beschleunigungsverletzung der HWS hat in der korrekten und eindeutigen Identifikation eines funktionell und statisch beeinträchtigenden Segmentes zu bestehen. Operationsindikationen können im Ausnahmefall auch dann ohne verifizierte Instabilitäten vorliegen, wenn eine klare und eindeutige segmentale Lokalisation der Pathologie erfolgte.

Differentialindikation nach HWS-Beschleunigungsverletzung ohne Instabilität

Eine manualmedizinische Lokalisationsdiagnostik reicht für die Postulierung einer OP-Indikation an der HWS nicht aus.

Aufschlüsse zur segmentalen Ortung können positive Schmerzausschalttests durch gezielte Infiltration eines Gelenks CT-basiert mit einem Lokalanästhetikum (mit Kontrastmittel) geben. Bei einer gleichzeitig morphologisch auffälligen bildgebenden Gelenkdiagnostik (CT, MRI) kann im Einzelfall die Indikation zu einem stabilisierenden Eingriff vorliegen.

Probatorische Transfixationen insbesondere im Bereich der oberen HWS weisen aufgrund der komplexen Anatomie eine hohe Komplikationsrate auf. Der Funktionsverlust ist in dieser Region erheblich und die Inzidenz von Patienten mit Implantatversagen bei nicht durchgeführter knöcherner Fusionierung ist hoch.

Über die beschriebenen Möglichkeiten der lokalen Schmerzausschaltung hinaus liegt im Bereich der unteren HWS die Möglichkeit einer temporären Transfixation eines Bewegungssegmentes mit einem von Grob vorgestellten Fixateur externe System über die kleinen Gelenkmassive vor.

Zugänge und Stabilisationstechniken

Dislozierte Frakturen oder Luxationen mit neurologischen Begleitverletzungen sind zum frühestmöglichen Zeitpunkt geschlossen unter dem Bildwandler zu reponieren. Bei unauffälligem neurologischen Status ist die Reposition intraoperativ zu favorisieren, da mit der Dekompression unter Sicht die simultane Stabilisierung des verletzten Bewegungssegmentes durchgeführt werden kann.

Die Intervention zur Stabilisierung der HWS kann von ventral und von dorsal erfolgen. Die Voraussetzung für die Wahl des Zugangs ist der Ort der primären Schädigung sowie die Lokalisation der angestrebten Dekompression.

Bei Verletzungen der oberen HWS kommt von ventral der transorale Zugang zur Behandlung von dislozierten Verletzungen im Bereich C0 und C1 in Frage. Verletzungen des Dens axis werden über einen anteromedialen Zugang bevorzugt von rechts mittels Schraubenosteosynthese stabilisiert. Direkte Osteosynthesen vom Bogen C2 (nach Judet) sowie transartikuläre

Verschraubungen C1/C2 (nach Magerl) werden über den medianen dorsalen Zugangsweg vorgenommen.

Im Bereich der unteren HWS erfolgt die Stabilisation der Typ-A-Verletzungen und der Typ-B-Verletzungen in der Regel über einen anteromedialen Zugang. Typ-C-Verletzungen, wie z.B. die verhakten einseitigen Subluxationen können oft nur von dorsal unter direkter Manipulation an den Facetten selbst reponiert werden.

Ziel der Stabilisierung des verletzten Achsenorganes ist die knöcherne Fusionierung des Bewegungssegmentes, die nach Entfernung der verletzten Bandscheibe bzw. der Trümmer des verletzten Wirbels durch einen autogenen Beckenkammspan zu erreichen ist.

Ventrale Stabilisationen der unteren HWS erfolgen durch winkelstabile Platten (z.B. Titan-Hohlschraubensystem nach Morscher). Jeder Wirbelkörper wird durch zwei Schrauben instrumentiert.

Von dorsalseitig liegen Hakenplatten und Stabsysteme zur Fixation vor, die Verankerung der Schrauben erfolgt in den Gelenkmassiven.

Im Bereich der oberen HWS kommen bei Frakturen in erster Linie direkte Osteosynthesetechniken zur Anwendung um den bei segmentalen Fusionen eintretenden signifikanten Funktionsverlust möglichst in Grenzen zu halten.

■ Diskussion

Die operative Therapie von Beschleunigungsverletzungen der HWS ist unter Berücksichtigung deren Inzidenz insgesamt selten angezeigt. Als Grundlage der Indikationsstellung haben in der Frühphase der Verletzung die Instabilitäten zu gelten, für die hinreichend Schwellenwerte publiziert wurden (siehe Tabelle 1 und 2).

Stabilisierende Eingriffe nach Beschleunigungsverletzung der HWS auf der Grundlage eines chronischen Schmerzverlaufes müssen einer strengen und reproduzierbaren Indikationsstellung unterliegen, Indikationen ausschließlich auf der Basis einer segmentalen Dysfunktion ohne morphopathologisches Korrelat oder auf der Grundlage neurootologischer Symptomkomplexe sind als obsolet zu betrachten.

Funktionsuntersuchungen können eine Operationsindikation dann implizieren, wenn die in Tabelle 1 und 2 dargestellten Schwellenwerte überschritten werden und eine segmentbezogene Instabilität durch diese Untersuchungstechnik nachgewiesen wurde. Die Funktionsuntersuchungen sind durch den Arzt selbst und in der Regel am wachen Patienten durchzuführen und zu dokumentieren. Die im Funktions-MRI in einzelnen Sequenzen wiederholt zu beobachtende Einengung des in dieser Region besonders platzreichen Spinalkanals durch den Dens axis ist mit Vorsicht zu interpretieren und rechtfertigt per se ohne weitere Pathologika keine atlantoaxiale Transfixation. Da bereits in Nativtechnik oder in statischen Untersuchungsverfahren Instabilitätskriterien an der HWS nachzuweisen sind erübrigt sich die Funktionsdiagnostik in diesen Fällen.

Instabilitäten der HWS – operative Behandlungsergebnisse aus aktueller Sicht

A. Montazem

In Deutschland ereignen sich jährlich ca. 400 000 Unfälle mit HWS-Schleudertrauma, wovon 80% folgenlos ausheilen, circa 40 000 unfallgeschädigte Patienten stellen aber eine Problemgruppe dar. Traumatische Instabilitäten des cranio-cervicalen Überganges durch Ruptur der Ligamenta alaria, eventuell sogar mit Riss der Gelenkkapsel des 1. und 2. Halswirbels, verursachen erhebliche Beschwerden, die meist zur Erwerbsunfähigkeit führen.

Bei diesen Verletzungsformen drängt sich zunächst der Gedanke auf, dass es sich um psychische Überlagerungen oder ein Kapitalbegehren seitens der Patienten handelt. Typische Symptome, klinische Untersuchungsergebnisse einschließlich neurootologischer Spezialuntersuchungen, sowie die funktionelle NMR und radiologische Exploration sichern die Diagnose.

Nach Versagen der konservativen Behandlung ist eine Stabilisierungs-Operation am cranio-cervicalen Übergang zu erwägen. Ziel dieser Operation ist eine Verbesserung von Lebensqualität, allgemeiner Belastbarkeit und Reduzierung des Schmerzmittelkonsums. Die Einschränkung der Kopfbeweglichkeit und Veränderung der Biomechanik der Halswirbelsäule muss in Kauf genommen werden.

In den Jahren 1996 bis Juni 2000 sind 146 ausgewählte Patienten mit Instabilität am cranio-cervicalen Übergang operativ behandelt worden. Inzwischen liegen die Ergebnisse von über 100 dokumentierten Nachuntersuchungen vor.

In den letzten 15 Jahren sind durchschnittlich etwa 30–40 Patienten/Jahr mit einer Instabilität im Bereich der mittleren Halswirbel (C3–Th1) durch den Verfasser operativ behandelt worden.

▪ Problemstellung

Bei Patienten mit HWS-Distorsion liegt das Problem darin, dass sie von Unfallchirurgen, Orthopäden etc. untersucht und normale Röntgenaufnahmen angefertigt werden. Diese Aufnahmen zeigen naturgemäß keine Veränderungen der Halswirbel bzw. des betroffenen Abschnittes, da in der Regel nur statische Aufnahmen gemacht werden. Die Symptome und massiven Beschwerden, über die diese Patienten klagen, stehen im Widerspruch zu den klinischen Untersuchungsbefunden und den statischen Röntgen- bzw. MR-Aufnahmen. Auch Neurologen finden kein morphologisches Korrelat für die vorgebrachten Beschwerden. Aufgrund dieser Diskrepanz werden solche Patienten als Simulanten oder psychisch gestört eingestuft.

Die Situation ist umso schwieriger, wenn es sich um Patienten des mittleren Lebensalters handelt, von denen jeder Zweite Verschleißerscheinungen im Bereich der mittleren Halswirbelsäule aufzeigt. Häufig werden dann die

Verschleißerscheinungen für die Beschwerden verantwortlich gemacht, ungeachtet dessen, dass der Betroffene vor dem Unfall trotz altersbedingter Abnutzungen keine Beschwerden hatte.

Eine zielgerichtete Diagnosestellung erfordert:
1. Kenntnis typischer klinischer Symptome,
2. neurootologische Spezialuntersuchungen,
3. spezielle bildgebende Verfahren.

1. Klinische Symptome

▦ *Motorische Auffälligkeiten*
Es handelt sich meist um passagere Ausfälle verschiedener motorischer Funktionen im Bereich des Kopfes, des Gesichts, des Rumpfes und der Extremitäten. Zeitweise kann in der betroffenen Rumpfmuskulatur eine Schwäche empfunden werden. Diese findet sich zumeist nur in einer bestimmten Muskelgruppe, häufig einseitig.

▦ *Koordinationsstörungen*
Veränderungen der Koordinationsfähigkeit können eine einzige Gliedmaße oder Teile davon betreffen. Es kann auch eine Koordinationsstörung der Gesichts-, Mimik- und Sprechmuskulatur vorliegen. Zusammen mit motorischen Störungen können diese Koordinationsdysbalancen zu Phonationsproblemen führen, Beklemmungsgefühle bei der Atmung hervorrufen, und „Gehstörungen" verursachen.

▦ *Schmerzen*
betreffen meist Kopf und Nacken. Es handelt sich um einen Spannungsschmerz im Bereich des Nackens und Hinterkopfes, zumeist mit ständigen Kopfschmerzen. Hinzu kommt eine Schmerzausstrahlung in die Extremitäten und in den Rumpf.

▦ *Sehstörung*
Gesichtsfeld und Visus sind eingeschränkt. Häufig wird über Fokusierungsschwierigkeiten berichtet.

▦ *Hörstörung*
Es kann zu einer Hörminderung für bestimmte Frequenzen kommen, dies kann einseitig oder doppelseitig sein, sehr häufig mit Tinnitus verbunden. Tinnitus ist bei dieser Gruppe von Patienten sehr weit verbreitet. Meist handelt es sich um einen hohen Pfeifton.

▦ *Gleichgewichtsstörung*
Durch Kombination von motorischer Schwäche, Koordinationsstörung und Gleichgewichtsstörung beschreiben Patienten häufig eine Fallneigung und/ oder stürzen manchmal aus unerklärlichen Gründen. Nach solchen Stürzen wird häufig ein EEG durchgeführt, das normal ausfällt.

▪ *Sensorische Ausfälle*

Hierzu zählen Geruchs- und Geschmacksstörungen wie z. B. Überempfindlichkeit oder eine veränderte Qualität der Wahrnehmung. Bei Geruchs- oder Geschmacksüberempfindlichkeit wird fälschlicherweise oft eine allergische Disposition angenommen.

2. Neurootologische Spezialuntersuchungen

▪ *Prüfung der Sinne*
(sehen, hören, riechen, schmecken, fühlen)

▪ *Craniocorpographie*
Durch die Craniocorpographie wird der Bewegungsablauf des Kopfes im Vergleich zum Rumpf aufgezeichnet. Früher erfolgte die Aufzeichnung durch Anbringen von Lichtquellen am Kopf und an den Schultern, heute erfolgt dies computergestützt über Ultraschallquellen.

3. Spezielle bildgebende Verfahren

▪ *Gehaltene konventionelle C1/C2-Aufnahme*
▪ *Gehaltenes CT*
▪ *Gehaltene MRT (Darstellung der Ligamenta alaria)*
▪ *Funktionsanalyse unter Bildwandler*

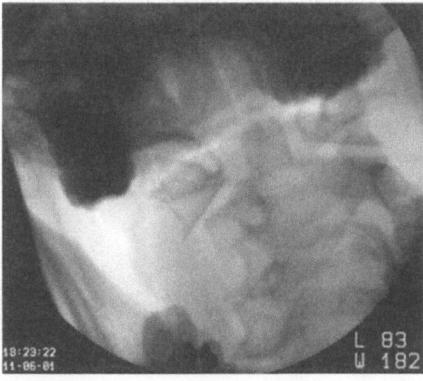 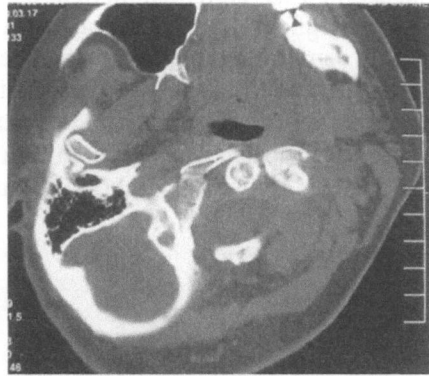

Abb. 1. Instabilität C1/C2   **Abb. 2.** Densdislokation

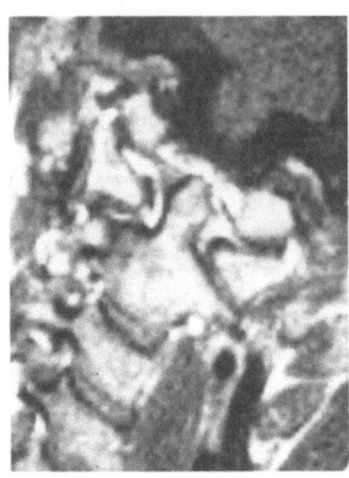

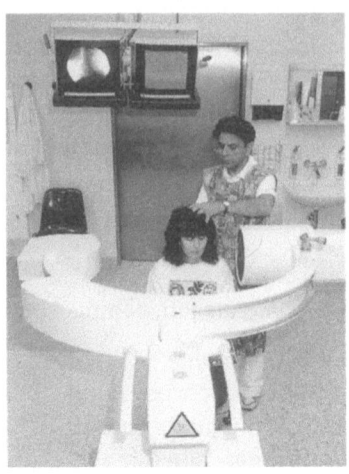

Abb. 3. Alaria-Riss links

Abb. 4. Funktionsanalyse unter Bildverstärker

■ Auswahl der Patienten

In der Gruppe der behandelten Patienten war bei 95% bereits eine Diagnose der Instabilität am cranio-cervicalen Übergang gestellt worden. Die Diagnosestellung dauerte vom Zeitpunkt des Unfalls bis zum Erreichen der chirurgischen Abteilung von 6 Wochen bis zu 10 Jahren. Die zur Operation ausgewählten Patienten hatten nach dem Unfall alle möglichen Behandlungsmöglichkeiten konservativer Art absolviert. Alle diese Patienten waren nach dem Unfalls nicht mehr arbeitsfähig und die Alltagsbelastbarkeit so weit gemindert, dass sie zumindest zeitweise auf fremde Hilfe angewiesen waren. Bei all diesen Patienten wurde die Diagnose einer Instabilität am cranio-cervicalen Übergang mit funktionellen neuroradiologischen Untersuchungen, wie z.B. Funktionsaufnahmen der oberen HWS, Funktionsauf-

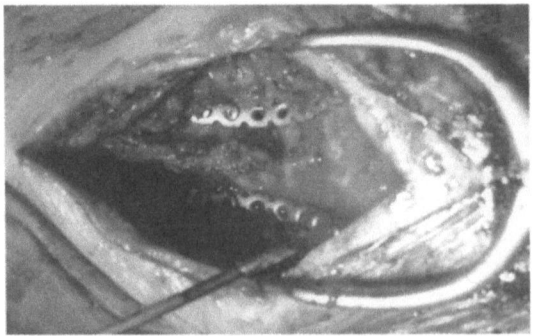

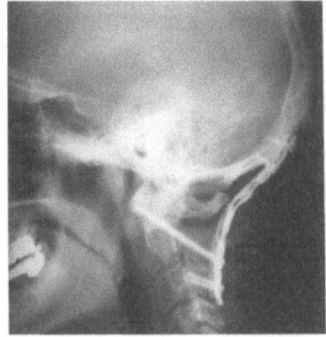

Abb. 5. Intraoperative Ansicht:
Verschraubung der Titanplatte

Abb. 6. Postoperative Röntgen Kontrolle

nahmen der mittleren HWS, kernspintomographischen Funktionsuntersuchung im offenen Magneten, funktionellen CT-Untersuchungen gestellt.

Diese Patienten wurden klinisch untersucht und die Indikation zur Operation aufgrund der klinischen und neuroradiologischen Untersuchungsbefunde in Übereinstimmung mit der therapierefraktären Beschwerdesymptomatik gestellt.

■ Ergebnisse nach operativer Stabilisierung des cranio-cervicalen Überganges

Im Zeitraum von Januar 1996 bis März 2001 wurden 162 Patienten operiert. Es handelte sich um eine Stabilisierung am cranio-cervicalen Übergang durch verschiedene Methoden (C1/2-Verschraubung nach Magerl, bilaterale Plattenanlage cranio-cervical). Von den operierten Patienten waren 64 männlichen und 98 weiblichen Geschlechts im Alter von 17 bis 68 Jahren und unterschiedlicher Nationalitäten (92 Deutsche, 39 Norweger, 15 Iraner, 6 Italiener, 5 Schweden, 2 Belgier und 3 Russen). 44% der Operierten hatten einen PKW-Unfall, 27% einen Sportunfall, 25% einen sonstigen Unfall und bei 4% war das Trauma nicht erinnerlich. Etwa die Hälfte der Unfälle waren nicht selbstverschuldet.

Von Januar 1996 bis Februar 1999 erfolgten die Fusionen zwischen C0/C1/C2 mit Beckenkammknochentransplantat, wobei prinzipiell bei allen Operierten eine Verschraubung nach Magerl durchgeführt wurde. Von Juni 1999 an erfolgten zusätzlich Plattenverschraubungen, ab Juli 1999 Plattenverschraubungen ohne Knochentransplantat. Die Änderungen der operativen Vorgehensweise waren wegen zahlreicher vollständiger Resorptionen der Knochentransplantate, Pseudarthrosebildungen und häufigen Beschwerden an der Transplantatentnahmestelle notwendig.

Der Nachuntersuchungszeitraum betrug 6 Wochen bis 5 Jahre postoperativ. Bei 60 Patienten erfolgte auch eine Nachuntersuchung mehr als 1 Jahr postoperativ.

Wegen diverser Symptome unterschiedlicher Ausprägung sind die Ergebnisse nach dieser Operation schwierig zu interpretieren. Während manche Patienten über unerträglichen Tinnitus klagen, waren bei den anderen Koordinationsstörungen bestimmter Muskelgruppen vordergründig.

Das subjektive Beschwerdebild

	präoperativ	postoperativ
■ Dauerkopfschmerz	78%	22%
■ Analgetische Dauermedikation	100%	26%
■ Arbeitsunfähigkeit*	100%	61%

*(Hier ist eine [positive] Dunkelziffer zu berücksichtigen: Einige Patienten gaben an, dass sie bereits vor der Operation Rente bezogen haben. Nach der Operation mit Besserung der Beschwerdesymptomatik seien sie zwar wieder beruflich engagiert, würden es jedoch wegen Fortbestehen der Rente nicht angeben.)

Insgesamt berichteten 85% der Patienten, durch die Operation deutlich an Lebensqualität gewonnen zu haben, die übrigen 15% gaben an, dass ihre Erwartungen an die Operation nicht erfüllt wurden.

Die postoperativ aufgetretenen Probleme waren

▨ vollständige oder teilweise Resorption des Knochentransplantates und/ oder Pseudarthrosebildung bei 42% der Patienten und hieraus resultierende Rezidivbeschwerden bei 22%,
▨ Morbidität der Transplantatentnahmestelle bei 14%,
▨ Einschränkungen der Kopfbeweglichkeit in großer Variationsbreite,
▨ Schraubenlockerung am Occiput bei 16%,
▨ Plattenbruch bei 13%,
▨ Verbiegung der transartikulären Schrauben durch Physiotherapie in 1 Fall und
▨ Subarachnoidalblutung der hinteren Schädelgrube in 1 Fall.

Zusammenfassung

Die Instabilität an der oberen HWS nach Schleudertrauma kann durch verschiedene Untersuchungsmethoden objektiviert werden. Nach Versagen konservativer Maßnahmen kann eine operative Therapie häufig eine Verbesserung der Symptomatik erbringen. Die hohe Resorptionsrate lässt den Nutzen von Knochentransplantaten fraglich erscheinen und eine erhebliche Einschränkung der Kopfbeweglichkeit muss in Kauf genommen werden. Die Stabilisierung durch Immobilisierung sollte grundsätzlich nicht das Ziel therapeutischer Bemühungen sein, sie erscheint aber in Einzelfällen als einziger Behandlungsausweg.

Zusammensetzung des Expertenteams

ARAND, Dr. med. Markus, Facharzt für Chirurgie/Unfallchirurgie, Oberarzt der Abteilung Unfallchirurgie im Universitätsklinikum Ulm, Steinhövelstraße 9, 89075 Ulm

BADKE, Dr. med. Andreas, Facharzt für Chirurgie/Unfallchirurgie, Oberarzt der Abteilung für Querschnittgelähmte, Orthopädie und Rehabilitationsmedizin der Berufsgenossenschaftlichen Unfallklinik, Schnarrenbergstraße 95, 72076 Tübingen

HARTWIG, Dr. med. Erich, Facharzt für Chirurgie/Unfallchirurgie, Oberarzt der Unfallchirurgischen Klinik im Universitätsklinikum, Steinhövelstraße 9, 89075 Ulm

MONTAZEM, Dr. med. Abbas, Facharzt für Neurochirurgie, Söflinger-Straße 174, 89077 Ulm

Katalog der kontrovers diskutierten Fragen

1. Neurootologischen Symptomen werden meist Dysfunktionen/Bewegungsstörungen in den Kopfgelenken zugeordnet. Rechtfertigen diese eine Stabilisierung der oberen Halswirbelsäule?
2. Kann eine Funktionsuntersuchung der oberen Halswirbelsäule eine OP-Indikation implizieren?
3. Muss bei funktionellen Störungen der oberen Halswirbelsäule eine Stabilisierung von C0 bis C2 erfolgen?
4. Kann der discogene Kopfschmerz eine Indikation zur Spondylodese der unteren Halswirbelsäule bedingen?
5. Ist bei unklarer Etagendiagnostik mit ausschließlich vegetativen, zentralnervösen Beschwerden/Störungen (Schwindel, Probleme der aktiven Kopfhaltung, Missempfindungen in Schulter und Armen) die gehaltene Funktionsaufnahme zur Definition der OP-Indikation ausreichend?
6. Spielt die cervicale Discographie eine Rolle?
7. Ist bei persistierender Cervicobrachialgie ohne radikuläre sensible oder motorische Ausfälle ein konservativer Therapieversuch von mindestens 6 Monaten erforderlich?
8. Ist eine segmentale Gefügestörung eine Indikation zu einer operativen Therapie?
9. Sind diagnostische Entscheidungskriterien wie statische Methoden (Röntgenaufnahmen in verschiedenen Ebenen, Kernspintomographie) für operative Maßnahmen an der oberen bzw. unteren Halswirbelsäule ausreichend?

Beantwortung der einzelnen Fragen mit Antwortenwichtung

Zu 1) *Neurootologischen Symptomen werden meist Dysfunktionen/Bewe-gungsstörungen in den Kopfgelenken zugeordnet. Rechtfertigen diese eine Stabilisierung der oberen Halswirbelsäule?*
Neurootologische Symptome werden meist Dysfunktionen/Bewe-gungsstörungen in den Kopfgelenken zugeordnet. Diese rechtfertigen jedoch nicht eine Stabilisierung der oberen Halswirbelsäule, weil für solche Eingriffe der Nachweis struktureller Schäden zur Indikations-stellung erforderlich ist (67%, deutliche Konsenswichtung).

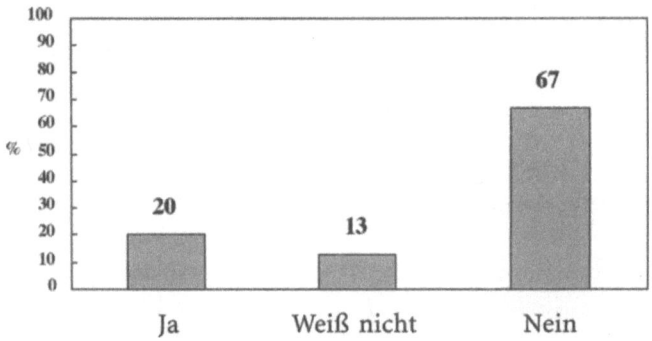

Zu 2) *Kann eine Funktionsuntersuchung der oberen Halswirbelsäule eine OP-Indikation implizieren?*
Eine Funktionsuntersuchung der Halswirbelsäule, z.B. unter Bild-wandler, kann keine OP-Indikation begründen, da zusätzliche Infor-mationen über Bandstrukturen und neurogene Strukturen erforder-lich sind, wenn ein solcher Eingriff vorgenommen werden soll (51%, keine Konsenswichtung).

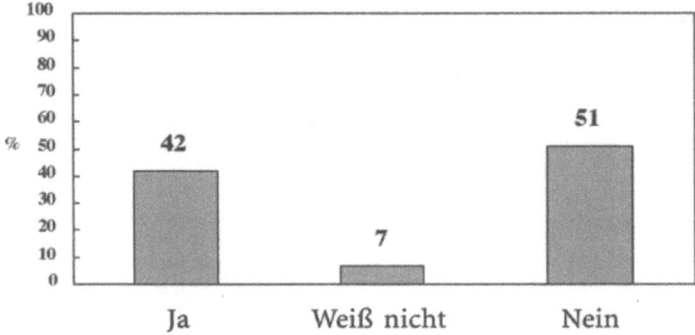

Zu 3) *Muss bei funktionellen Störungen der oberen Halswirbelsäule eine Stabilisierung von C 0 bis C 2 erfolgen?*
Bei funktionellen Störungen der oberen Halswirbelsäule ist eine Stabilisierung von C 0 bis C 2 kein geeignetes Operationsverfahren, weil eine Indikation zur operativen Intervention an der oberen HWS auf dem Boden funktioneller Störungen nicht gestellt werden kann (71%, deutliche Konsenswichtung).

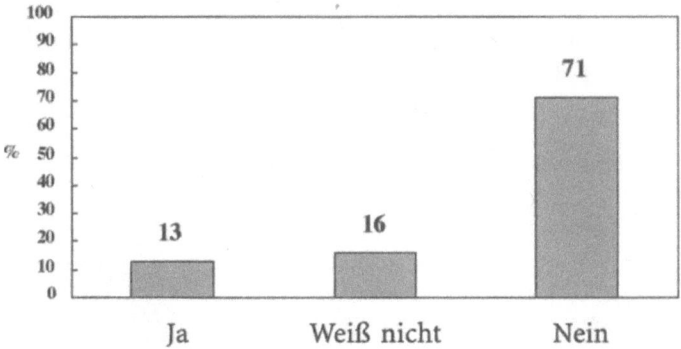

Zu 4) *Kann der discogene Kopfschmerz eine Indikation zur Spondylodese der unteren Halswirbelsäule bedingen?*
Der discogene Kopfschmerz stellt keine Indikation zur Spondylodese der unteren Halswirbelsäule dar, da das isolierte Symptom Kopfschmerz nicht auf einen Bandscheibenschaden bezogen werden kann (68%, deutliche Konsenswichtung).

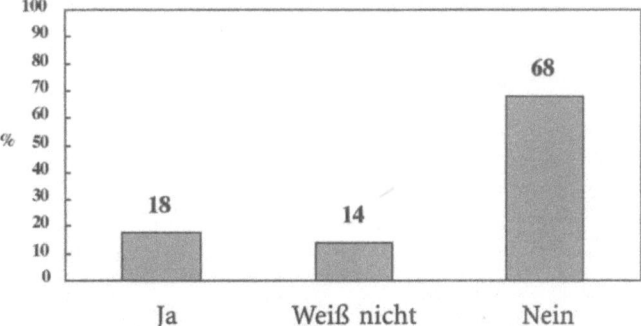

Zu 5) *Ist bei unklarer Etagendiagnostik mit ausschließlich vegetativen, zentral-nervösen Beschwerden/Störungen (Schwindel, Probleme der aktiven Kopfhaltung, Missempfindungen in Schulter und Armen) die gehaltene Funktionsaufnahme zur Definition der OP-Indikation ausreichend?*

Bei unklarer Etagendiagnostik mit ausschließlich vegetativen, zentralnervösen Beschwerden/Störungen (Schwindel, Probleme der aktiven Kopfhaltung, Missempfindungen in Schultern und Armen) ist
die gehaltene Funktionsaufnahme zur Definition der Op-Indikation
unzureichend, weil zusätzliche Diagnostik erforderlich ist (98%, starke Konsenswichtung).

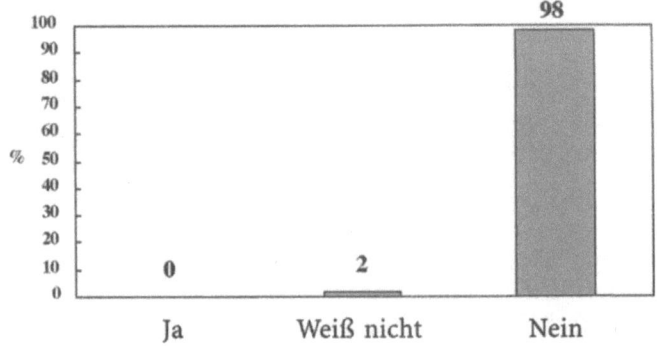

Zu 6) *Spielt die cervicale Discographie eine Rolle?*
Die cervicale Discographie spielt keine wesentliche Rolle in der Stellung einer Op-Indikation, weil das MRT die gleiche Information ohne Invasivität liefert (57%, schwache Konsenswichtung).

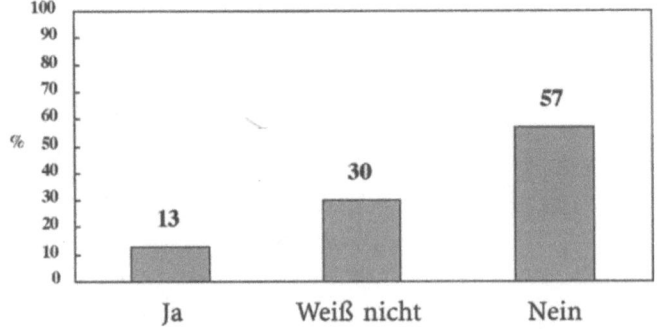

Zu 7) *Ist bei persistierender Cervicobrachialgie ohne radikuläre sensible oder motorische Ausfälle ein konservativer Therapieversuch von mindestens 6 Monaten erforderlich?*
Bei persistierender Cervicobrachialgie ohne radikuläre sensible oder motorische Ausfälle ist ein konservativer Therapieversuch von mindestens 6 Monaten erforderlich (49%, keine Konsenswichtung).

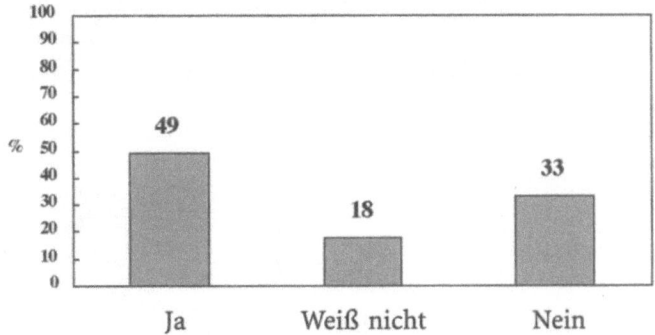

Zu 8) *Ist eine segmentale Gefügestörung eine Indikation zu einer operativen Therapie?*
Eine segmentale Gefügestörung ist keine Indikation zu einer operativen Therapie. Die Indikation zur Operation leitet sich aus bildlich dokumentierbaren Instabilitäten ab (89%, starke Konsenswichtung).

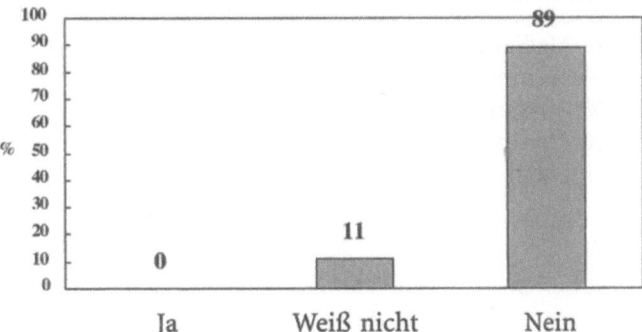

Zu 9) *Sind diagnostische Entscheidungskriterien wie statische Methoden (Röntgenaufnahmen in verschiedenen Ebenen, Kernspintomographie) für operative Maßnahmen an der oberen bzw. unteren Halswirbelsäule ausreichend?*

Diagnostische Entscheidungskriterien wie statische Methoden (Röntgenaufnahmen in verschiedenen Ebenen, Kernspintomographie) sind für operative Maßnahmen an der oberen und/oder unteren Halswirbelsäule unzureichend, weil entscheidend für die Indikationsstelle funktionelle Untersuchungen und eine Zuordnung von Symptomen zu morphologischen Veränderungen sind (88%, starke Konsenswichtung).

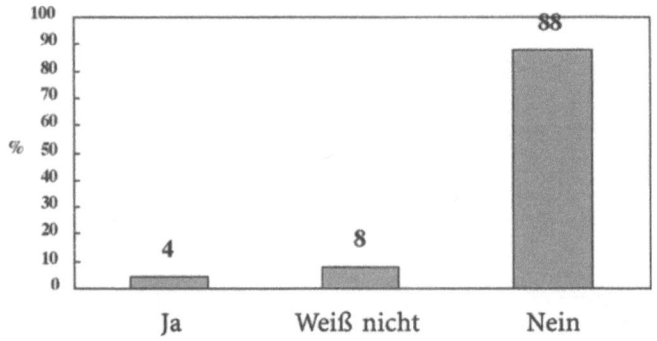

Zusammensetzung der Konsensusgruppe

57% Mediziner
4% Techniker
11% Juristen, Versicherungsfachleute
11% Physiotherapeuten
17% Laien

Literaturverzeichnis

■ **Diagnostik von Instabilitäten des cervico-occipitalen Überganges**
(Seiten 29–33, R. Tomczak)

1. Insurance Institute for Highway Safety (1999) Special Issue: Neck Injuries in rear-end crashes. Status Report 34:1-12
2. Saternus KS, Thrun C (1987) Traumatologie der Ligamenta alaria. Aktuelle Traumatologie 17:214-218
3. Volle E, Montazem A (2001) MRI video diagnosis and surgical therapy of soft tissue trauma to the cervicocranial junction. Ear Nose Throat J 80:41-44
4. Pfirrmann CW, Binkert CA, Zanetti M, Boos N, Hodler J (2001) MR Morphology of alar ligaments and occipito-atlantoaxial joints: study in 50 asymptomatic subjects. Radiology 218:133-137
5. Wörtler K, Urner-Schal E, Chesne A du, Castro WHM, Heindel W (2001) MRT der Lig. Alaria: Morphologische Befunde bei 80 asymptomatischen Patienten. RöFo 172:S26
6. Tomczak RJ, Hartwig E (2003) MRI morphology of the alar ligaments in 20 healthy volunteers (in press)

■ **Therapiestrategien**
(Seiten 48–52, A. Badke)

1. Galasko CSB et al (1986) Long term disability following roadtraffic accidents. In: Transport Road Research Laboratory research report 59. Transport Research Laboratory, Crowthorne, TRRL
2. McKinney et al (1989) The role of physiotherapy in the management of acute neck sprains following road-traffic events. Arch Emerg Med 6:27-33
3. Mealy K et al (1986) Early mobilisation of acute whiplash injuries. BMJ 292:656-657
4. Moorahrend U (1993) Die Therapie der HWS-Beschleunigungsverletzung. In: Weller, Hierholzer (Hrsg) Schleudertrauma der Halswirbelsäule. Thieme
5. Nordin M (1998) Education and return to work. In: Gunzburg, Szipalski (Hrsg) Whiplash injuries. Lippincott Raven, Philadelphia New York S 199
6. Norris SH, Watt I (1983) The prognosis of neck injuries resulting from rear end vehicle collisions. J Bone Joint Surg 65:608-611
7. Spitzer WO et al (1995) Scientific Monograph of the Quebec Task Force on Whiplash-Associated Disorders: Redefining Whiplash and its Management. Spine (Supp20)8:1-73

▧ Therapiestrategien
(Seiten 52–55, M. Kramer)

1. Aker PD et al (1996) Conservative management of mechanical neck pain: systematic overview and meta-analysis [see comments]. Bmj 313(7068):1291–1296
2. Bogduk N, Lord SM (1998) Cervical spine disorders. Curr Opin Rheumatol 10(2): 110–115
3. Colachis SC, Strohm BR, Ganter EL (1973) Cervical spine motion in normal women: radiographic study of effect of cervical collars. Arch Phys Med Rehabil 54(4): 161–169
4. Freeman MD, Croft AC, Rossignol AM (1998) "Whiplash associated disorders: redefining whiplash and its management" by the Quebec Task Force. A critical evaluation. Spine 23(9):1043–1049
5. Freeman MD et al (1999) A review and methodologic critique of the literature refuting whiplash syndrome. Spine 24(1):86–96
6. Gross AR, Aker PD, Quartly C (1996) Manual therapy in the treatment of neck pain. Rheum Dis Clin North Am 22(3):579–598
7. Hoving JL et al (2001) A critical appraisal of review articles on the effectiveness of conservative treatment for neck pain. Spine 26(2):196–205
8. Hurwitz EL et al (1996) Manipulation and mobilization of the cervical spine. A systematic review of the literature [see comments]. Spine 21(15):1746–1759; discussion 1759–1760
9. Koes BW et al (1991) Spinal manipulation and mobilisation for back and neck pain: a blinded review. Bmj 303(6813):1298–1303
10. Koes BW et al (1991) Physiotherapy exercises and back pain: a blinded review. Bmj 302(6792):1572–1576
11. Linton SJ, van-Tulder MW (2001) Preventive interventions for back and neck pain problems: what is the evidence? Spine 26(7):778–787
12. Spitzer WO et al (1995) Scientific monograph of the Quebec Task Force on Whiplash-Associated Disorders: redefining "whiplash" and its management [see comments] [published erratum appears in Spine 1995 Nov 1;20(21):2372]. Spine 20(8 Suppl):1–73

Sachverzeichnis

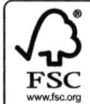

MIX
Papier aus verantwortungsvollen Quellen
Paper from responsible sources
FSC® C105338

If you have any concerns about our products,
you can contact us on
ProductSafety@springernature.com

In case Publisher is established outside the EU,
the EU authorized representative is:
**Springer Nature Customer Service Center GmbH
Europaplatz 3, 69115 Heidelberg, Germany**

Printed by Libri Plureos GmbH
in Hamburg, Germany